Was Sie schon immer über die
Wechseljahre
wissen wollten!

Von Lynne McTaggart

Jede Krankheit und jeder Patient ist einzigartig. Dieses Buch soll nur als Informationsquelle dienen. Den Lesern wird es ausdrücklich nahegelegt, in Partnerschaft mit einem qualifiziertem und erfahrenen Arzt zusammenzuarbeiten, bevor sie Behandlungen, die auf diesen Seiten gelistet sind, aufnehmen (oder davon Abstand nehmen).

IMPRESSUM

Was Sie schon immer über die

Wechseljahre

wissen wollten!

Herausgeber:

SENSEI Verlag, Cannstatter Str.13
71394 Kernen.

Autor:
Lynne McTaggart

Titel der Originalausgabe:
Guide to the Menopause

Übersetzerin:
Kerstin Schulze

1. Auflage: September 1998

ISBN 3-932576-62-4

Inhaltsangabe

Einführung

Die Pharmaindustrie hat es geschafft, die Tatsache, daß Frauen fünfzig werden, in eine Krankheit zu verwandeln. Dazu gehören auch Frauen, die älter als 55 sind und noch keine einzige Hitzewallung gehabt haben. Ärzte haben nun ein Szenario erfunden, in der die Menopause eine Krankheit ist, und Frauen in einem bestimmten Alter ein lebenswichtiges Hormon "fehlt".

Dieser "Mangel" muß natürlich ergänzt werden, und die Hormonersatztherapie wird deshalb als medizinisches Äquivalent eines Jungbrunnens für Frauen angesehen. Pharmagesellschaften preisen dieses Medikament als Rundumallheilmittel für alle Schreckgespenster des Alters an. Während unserer ausführlichen Recherchen über die Hormonersatztherapie haben wir festgestellt, daß alle Behauptungen, daß die Hormonersatztherapie Osteoporose, Herzkrankheiten und andere Krankheiten verhindere, sich bei genauerer Betrachtung als falsch herausstellen. Das gleiche gilt für das sogenannte Progesteron zum Einreiben, für welches eine genauso glänzende und nicht weniger erfolgreiche Marketingkampagne in Gang gesetzt wurde. Unsere Untersuchungen enthüllten, daß das natürliche Progesteron in diesen Cremes überhaupt nicht natürlich ist, sondern im Reagenzglas synthetisch hergestellt wird - so wie die Hormone für die Hormonersatztherapie.

Letztendlich scheint es so zu sein, daß viele Symptome der Menopause durch einen Mangel an lebenswichtigen Nährstoffen verursacht werden, und nicht durch einen Hormonmangel. Gegen Ende des Buches gibt es eine ausführliche Liste, welche Nahrungsmittel und Ergänzungspräparate sie nehmen können, um ihren Körper bei seinen, von der Natur vorgesehenen, Veränderungen zu unterstützen. Wir beschreiben auch natürliche Heilmittel, die die Natur sanft unterstützen.

Wir danken Fiona Bawdon, Deanne Pearson und unserem ständigen Naturheilkundler Harald Gaier für deren Recherchen für dieses Buch und Dr. Ellen Grant für ihre Argumente gegen die Verwendung von natürlichem Progesteron. Wir danken auch Pat Thomas, die regelmäßig Beiträge lieferte wie ihr Kapitel über Gebärmutterentfernungen und daß sie uns außerdem half, das Buch zusammenzustellen.

Lynne McTaggart

1

Was ist die Menopause?

Wenn man der beliebten medizinischen Presse glaubt, ist die Menopause - das Ende der Menstruationen einer Frau - eine der gefürchtetsten Aspekte des weiblichen Lebens. Heutzutage wird ein normales, persönliches und physiologisches Ereignis von sehr vielen Verkaufstrategien, Augenwischereien und heftigen Emotionen begleitet. Wenige Frauen können die Menopause erreichen und informiert und gewiß sein, daß das, was sie erleben, völlig normal ist.

Das Konzept von ***der*** Menopause ist irreführend. Während der physiologische Prozeß bei jeder Frau ungefähr derselbe ist, gibt es viele verschiedene Arten, die Menopause zu erleben. Ob eine Frau in ihrem Leben durch diese wichtige Veränderung durchschweben kann, kommt sehr darauf an, wie sie bisher gelebt hat, vor allem in Hinblick auf ihre Gefühle und ihre Ernährung.

Während der fruchtbaren Lebensjahre einer Frau wird die monatliche Menstruation durch ein komplexes hormonelles Zusammenspiel zwischen den Eierstöcken, der Hypophyse (Hirnanhangsdrüse) und dem Hypothalamus in Gang gesetzt. Es ist der Hypothalamus, der das Gonatropin-Freisetzungshormon ausschüttet, das wiederum die Produktion des follikelstimulierenden Hormons (FSH) durch die Hirnanhangsdrüse auslöst. FSH stimuliert dann das Wachstum der Eifollikel in den Eierstöcken, welche ihrerseits den Eisprung auslösen. Während die Eifollikel wachsen und die Eizelle freigesetzt wird, wird Östrogen hergestellt und kommt so in das Blut.

Zur gleichen Zeit veranlaßt eines der Eierstocköstrogene, das Östradiol, im Blutstrom den Hypothalamus dazu, seine Produktion des Gonatropin-Freisetzungshormon zu ändern. Diese Veränderung stimuliert die Produktion des Luteinisierungshormons (LH). Das LH veranlaßt dann das Ei auszubrechen. Nachdem das Ei freigesetzt ist, wird von dem Eifollikel, nun Corpus Luteum (Gelbkörper) genannt, ebenfalls Progesteron hergestellt.

Das Östrogen der Eierstöcke und das Progesteron stimulieren das Wachstum des Endometriums (Gebärmutterschleimhaut). Wenn dann die hormonelle Balance zugunsten des Progesterons wechselt, wird die Gebärmutterschleimhaut in einer “Periode” abgestoßen.

Vom vierzigsten Lebensjahr an verändert sich dieser Prozeß allmählich, und das führt dann schließlich zur Menopause. Niemand ist sich ganz im Klaren darüber, ob der Stimulus für dieses Ende zuerst vom Gehirn oder von den Eierstöcken ausgeht.

Die zwei wichtigsten hormonellen Veränderungen während der Menopause sind die Abnahme des Östrogens und die Zunahme von FSH und LH. Man nimmt an, daß es diese hormonellen Veränderungen sind, die die Hitzewallungen und das nächtliche Schwitzen auslösen, die so viele Frauen erleben. Oftmals können diese Veränderungen nach einem Stop/Start Muster ablaufen und die Symptome kommen und gehen ohne Vorwarnung. Obwohl die Eierstöcke in der Menopause aufhören, Östrogen zu produzieren, produzieren sie weiterhin Androgene (männliche Sexualhormone), die in eine Art Östrogen verwandelt werden können, die Östrone genannt werden.

In der Zeit der Menopause gibt es eine zweifache Zunahme der Produktion androgener Hormone aus anderen Quellen. Zum Beispiel produzieren die Nebennieren weiterhin Androgene, ebenfalls die Haut, die Muskeln, das Gehirn, die Zirbeldrüse, die Haarfollikel und das Körperfett. Obwohl die Östrogenproduktion der Eierstöcke sinkt, kompensieren diese die anderen androgenproduzierenden Stellen des Körpers.

Die Verwandlung der Androgene in Östrogen findet im Körperfett statt. Je mehr Fett eine Frau hat, desto mehr Östrogen wird sie weiterhin produzieren können. Man nimmt an, daß die Natur durch die Zunahme von Fett in der Bauchgegend und an den Hüften sicherstellt, daß eine Frau in ihren postmenopausalen (nach der Menopuase) Jahren genügend Östrogen hat.

Da die Androgene selbst wie schwache Östrogene funktionieren können, ist der Körper der Frau in der Menopause sehr wohl fähig, mit den hormonellen Veränderungen umzugehen, die die Eierstöcke durchmachen. Chronischer Streß kann jedoch über einen längeren Zeitraum hinweg zu einer Erschöpfung der Nebennieren führen und dies ist eine mögliche Ursache von Problemen in der Menopause.

Je stärker die Nebennieren einer Frau sind, und je besser ihre Ernährung ist, desto leichter wird ihr Übergang in die Menopause sein. Viele Frauen sind jedoch, was ihre Ernährung und ihre emotionale Situation betrifft, in dieser Zeit in einem schlechten Zustand. Das ist der Grund, warum sie drastische, und in manchen Fällen gefährliche, Maßnahmen ergreifen wie die Hormonersatztherapie.

Ungefähr sieben Millionen Frauen in Großbritannien erreichen in diesem Moment die Menopause, sind mittendrin oder haben sie gerade hinter sich. In Amerika sind es etwa 45 Millionen. Es ist unwahrscheinlich, daß soviel Frauen wirklich “krank” sind. Sie sind auch keine “Patientinnen”, die unter einer “Mangelkrankheit“ leiden und medizinische “Behandlung” brauchen. Es ist viel wahrscheinlicher, daß sie etwas erfahren, für was ihre Kultur sie nicht genügend vorbereitet hat, nämlich eine Erfahrung, die dank unseres westlichen Kultes von Jugend und Schönheit nunmehr das Ende des Lebens einer Frau bedeutet.

Die “Symptome“ der Menopause

Die Menopause ist natürlich nicht das Lebensende einer Frau - tatsächlich werden viele Frauen, nachdem sie aufgehört haben zu menstruieren, noch 35 Jahre leben.

Das durchschnittliche Alter für das Einsetzen der Menopause ist 52. Wenn sie zwischen dem Alter von 48 und 54 eintritt, wird dies als “normal” angesehen. Abgesehen davon, gibt es wenig Übereinstimmung darüber, was die wirklichen, normalen “Symptome” der Menopause sind.

Es hängt davon ab, welche Forschungen sie lesen. Manche sprechen nur von einem Symptom - den Hitzewallungen. Manche zählen bis zu 40 Symptome auf, körperliche, seelische und sexuelle. Weil es keine einheitliche Meinung darüber gibt, was denn eine “normale” Menopause ist, macht die aktuelle Forschung zu diesem Thema meistens keinen Sinn. Man kann die Forschungen nicht vergleichen, da jeder die Menopause aufgrund anderer Kriterien definiert.

Es gibt wenig Forschungen zur Menopause, die oft auch als Klimakterium bezeichnet wird. Was klar zu sein scheint, ist, daß es viele Symptome gibt, die mit fortschreitendem Alter zunehmen, doch sie hängen nicht notwendigerweise mit der Menopause zusammen. Es gibt sogar Zweifel darüber, ob die Menopause eine definierbare physiologische Phase ist. Sicherlich wird dieser Ausdruck in der medizinischen Literatur kaum verwendet, da man dort die Bezeichnung Menopause dazu benützt, die 10-15 Jahre zu definieren, in der sich die Körperchemie einer Frau verändert .

Forscher in Finland untersuchten 2000 Frauen zwischen 45 und 64. Sie kamen zu folgendem Schluß: “Viele subjektiven Gesundheitsprobleme standen nicht mit dem Klimakterium als solches in Verbindung, sondern waren Probleme, die auch sonst vorkommen oder mit dem Alter zusammenhängen. Einige Symptome verstärkten sich mit dem Alter, andere wurden schwächer oder blieben gleich.” Die Forscher kamen zu dem Schluß, daß Hitzewallungen und Reizbarkeit speziell zu diesem Lebensabschnitt einer Frau gehören, doch nur eine Minderheit der Frauen hatten diese Symptome überhaupt *(Eur J Ob Rep Biol, 1995; 81-7).*

Dr. Ellen Grant, die Autorin von “Sexuelle Chemie” (Cedar, 1994) erwähnt, daß auch Scheidentrockenheit und unregelmäßige Blutungen in diesem Lebensabschnitt einer Frau sehr häufig vorkommen. Sie sagt jedoch: “Das ist normal und aufgrund der fallenden Östrogenwerte zu erwarten.” Sie glaubt auch, daß es zu jedem Zeitpunkt möglich ist, an dem die Steroidwerte sinken, wie z. B. nach einer Geburt, daß unterschwellige Allergien, die man bis dahin nur sehr schwer feststellen hätte können, sehr deutlich hervortreten. Sie glaubt, daß eine Frau deshalb lieber einen Ernährungsberater aufsuchen sollte anstatt Hormone zu sich zu nehmen.

Die Industrie, die von der Menopause lebt

Frauen müssen sich darüber im klaren sein, daß die “Menopause-Industrie” gute Geschäfte macht. Indem sie die Idee der Menopause fördern, erhöhen die Pharmakonzerne den potentiellen Kundenkreis für ihre Produkte enorm (siehe auch Sandra Coney: The Menopause Industry, Women`s Press, 1995). Auch wenn Frauen “sich nicht fügen“ und im Klimakterium keine Hormonersatztherapie machen ist der Samen trotzdem gesät. Wenn eine Frau zum Beispiel verwirrt und reizbar ist und Angst hat, daß ihre Gefühle abnormal seien bzw. möglicherweise eine Vorstufe der Alzheimer Krankheit, dann ist sie den übertriebenen Heilsversprechen der Hormonersatztherapie gegenüber viel empfänglicher.

Abgesehen davon, daß die Periode ausbleibt, gibt es keine wirklichen allgemeinen Symptome der Menopause. Eine schwedische Studie fand heraus, daß 47% der Frauen, bei denen die Menopause gerade eingesetzt hat, keine Symptome hatten und 21% der postmenopausalen Frauen nie welche gehabt hatten *(Acta Ob Gyn Scan, 1986; 134, Suppl: 59-65).*

Es ist auch nicht deutlich, wieviel Frauen die Menopause als schwierig empfinden. Es hängt sehr davon ab, wie man Menopause definiert und was man überhaupt als Problem bezeichnet. Es wird zum Beispiel angenommen, daß rund 20% der Frauen Symptome haben, die sie als “schwerwiegend genug” ansehen, um deshalb einen Arzt aufzusuchen. Doch was heißt das wirklich? Frauen nehmen sowieso eher medizinische Hilfe in Anspruch als Männer. Dies geht auf die Tatsache zurück, daß sie aufgrund ihrer Physiologie empfindlicher auf Veränderungen in ihrem Körper und ihrer Gesundheit reagieren.

Da Ärzte nur den Anteil der Frauen sehen, die selbst glauben, daß sie leiden, muß die Erfahrung von Ärzten als etwas suspekt angesehen werden. Die Menopause ist ein so bedeutendes Ereignis im Leben einer Frau, daß eine Tendenz besteht, sie für alle zu der Zeit auftretenden Probleme verantwortlich zu machen, egal ob es körperliche, seelisch/geistige oder emotionale sind. Dazu kommt, daß je mehr Frauen ermutigt werden, die Menopause als medizinisches Problem zu akzeptieren, desto eher werden sie motiviert sein, sich medizinische Hilfe zu suchen. Vor allem in der Annahme, daß dies nicht nur notwendig, sondern auch wünschenswert sei.

Es gibt interessante Ergebnisse bei Studien, die die Ansicht der Frauen über Menopause beurteilen sollen. Zum Beispiel betrachten Ärzte die Menopause als “Mangelerkrankung“, doch Forschungen über die Empfindungen der Frauen sind sehr deutlich - sie sehen sie als keine so große Sache an *(Soc Health Illness, 1982; 4(2): 141-66; J Health Soc Behav, 1987; 28(49: 345-63).* Die Mehrzahl der Frauen bevorzugt eine “natürliche Vorgehensweise“ beim Umgang mit der Menopause *(Br J Psychi, 1980; 136: 486-91).*

Ein natürlicher Teil des Alterns

Das Thema was denn nun eine normale Menopause ist, anzugehen, wäre ganz einfach, wenn man feststellen würde, ob die “Symptome“ der Menopause nur bei Frauen vorkommen. Es gibt nur sehr wenige Studien über den Alterungsprozeß bei Männern. Tatsächlich überwiegen die Studien über alternde Frauen gegenüber den Studien über alternde Männer im Verhältnis 100:1.

Doch als Forscher in Oxford vor vielen Jahre Frauen und Männer verglichen, die in der Lebensmitte waren, kamen einige interessante Ergebnisse zum Vorschein *(Am J Ob Gyn, 1951, 62(6): 1281-91).*

Die Studie hatte zum Ziel, zu beurteilen, ob die Symptome der Frauen in der Menopause wirklich an der Menopause lagen, oder ob sie normal seien für diese Altersgruppe. Den befragten Personen wurde nicht gesagt, daß diese Studie die Menopause untersuchte.

Die Forscher fanden heraus, daß viele der physischen und seelischen Symptome, die man normalerweise der Menopause zuschrieb, bei Männern und Frauen vorkamen. Zum Beispiel nahm die Libido der Männer mit dem Alter ab und sie hatten auch Probleme mit der Blase. Im Alter von 50 Jahren berichteten viel mehr Männer als Frauen, daß sie diese Probleme hätten.

Es gab bei beiden Gruppen ähnlich hohe Raten von Kopfschmerzen, trockener Haut und Haaren, Panikanfällen, Depressionen, schmerzenden Muskeln und Gelenken und Schwierigkeiten beim Geschlechtsverkehr.

Beide Geschlechter berichteten von Kribbelgefühlen auf der Haut. Mehr Frauen als Männer berichteten von Problemen mit Angst, Verlust des Selbstwertgefühls und der Konzentration. Diese Symptome erreichten ihren Höhepunkt vor der Menopause, also können sie nicht einem Östrogenmangel zugeschrieben werden. Darüberhinaus stieg die Rate für die Reizbarkeit bei Frauen in der perimenopausalen (die Zeit wenn die Menopause eintritt) Periode, doch sie sank nach der Menopause sehr stark ab, während die Raten für Männer über diesen Zeitraum hinweg konstant blieben. Da sich Mediziner unverhältnismäßig stark auf Frauen konzentriert haben, glauben wir, daß viele Altersbeschwerden nur mit der Menopause zusammenhängen, obwohl sie lediglich ein Teil des Menschseins und des Älterwerdens sind.

Die Tendenz, alle diese Zustände allein der Menopause zuzuschreiben, kann die Ärzte für die wirklichen Probleme, für die Frauen ihre Hilfe brauchen, blind machen. Zum Beispiel kann ständige Erschöpfung an Blutarmut liegen und unregelmäßige Perioden können durch Myome oder Zysten auf den Eierstöcken verursacht werden.

In beiden Fällen kann die Hormonersatztherapie, die heutzutage gängige Lösung für alle Symptome der Frauen um die fünfzig, das Problem nur verschärfen.

2

Die Hormonersatztherapie.

Wir entlarven die Mythen

Die Hormonersatztherapie ist so sehr von einer Wolke ihrer angeblichen Wohltaten umhüllt, daß sie schon häufiger als "die wichtigste Präventivmedizin des Jahrhunderts bezeichnet" wurde.

John Studd vom King`s College Hospital in London, der mehr für die Verbreitung der Hormonersatztherapie getan hat als jeder andere Forscher, ist so sehr von ihren Wohltaten überzeugt, daß er die Notwendigkeit jedweder Tests, vor oder während der Einnahme, mit folgenden Worten abtut: "Da die Wirkungen einer Langzeiteinnahme der Hormonersatztherapie, mit der fragwürdigen Ausnahme von Brustkrebs, alle präventiv sind, ist es unlogisch, diesen Frauen weitere Untersuchungen zu empfehlen" *(J Royal Soc Med, Juli 1992)*. Zukünftige Generationen werden jedoch die Hormonersatztherapie vielleicht als den größten medizinischen Fehler des Jahrhunderts ansehen. Seitdem die Hormonersatztherapie eingeführt wurde, haben Ärzte statistische Spiele mit diesem Medikament gespielt. Sie haben lose zusammengetragene Studien benutzt, um nahezulegen, daß die Hormonersatztherapie eine große Anzahl von Wohltaten hat, wie z.B. den Schutz vor brüchigen Knochen oder den Schutz vor Herzkrankheiten. Ein Medikament, das Ihr Brustkrebsrisiko um 60% erhöht, sieht nicht so schlecht aus, wenn es verspricht, Ihr Risiko zu halbieren, Herzkrankheiten zu bekommen.

Zur gleichen Zeit ist es der Medizin und einer handvoll Befürworter der Hormonersatztherapie gelungen, die Menopause als Krankheit zu definieren. Sie denken, daß der Rückgang der Östrogenwerte, der das Ende der Fruchtbarkeit einer Frau begleitet, eine "Mangelkrankheit" sei, im Prinzip nichts anders als Diabetes. Dieses Argument übersieht, natürlich zu seinem eigenen Nutzen, daß es einen Unterschied gibt, ob der Körper unfähig ist Insulin zu produzieren oder ob eine Frau ein völlig normales Ereignis in ihren Leben durchmacht.

Wenn die Menopause ein Krankheit ist, brauchen wir natürlich ein Heilmittel - und nun kommt die Hormonersatztherapie zum Zug. Gemäß dieser Theorie produziert der Körper nicht mehr "genug" des weiblichen Hormons Östrogen, und verursacht dadurch die Symptome der Menopause, wie z.B. Hitzewallungen, Depressionen, sinkende Libido und brüchige Knochen. Die Lösung ist daher, dieses "fehlende" Hormon dadurch zu "ersetzen", daß man einer Frau eine Hormonersatztherapie verabreicht (normalerweise eine Kombination von Östrogen und Progesteron) - entweder als Tablette, Creme oder Hautpflästerchen.

Neue Beweise, daß die Hormonersatztherapie Brustkrebs verursacht

Sogar Anhänger der Hormonersatztherapie müssen einräumen, daß es erwiesen ist, daß diese die Wahrscheinlichkeit erhöht, Brustkrebs oder Gebärmutterschleimhautkrebs zu bekommen.

Eine wegweisende Studie, die von der American Cancer Society (amerikanische Krebsgesellschaft) unterstützt wurde, hat die frühere Besorgnis bestätigt, daß künstliche Hormone das Brustkrebsrisko erhöhen können. Das Risiko erhöht sich, wenn Sie über 55 sind und länger als fünf Jahre eine Hormonersatztherapie gemacht haben *(N Eng J Med, vom fünfzehnten Juni 1995).*

Die Studie bewies auch, daß die Kombination von Östrogenen und Progesteronen nicht vor Brustkrebs schützt. Doch es gibt Beweise, die nahelegten, daß die Kombination der beiden Hormone gegen Gebärmutterschleimhautkrebs schütze, der verursacht wird, wenn man nur Östrogene zu sich nimmt.

Diese Studie war eine der ersten, die die Risiken der Einnahme der kombinierten Hormone bewertete. Sie unterstützte wirksam die Ergebnisse früherer Studien und erheischte besondere Aufmerksamkeit, da die Studiengruppe extrem groß war und weil sie von der Harvard Medical School durchgeführt bzw. von der American Cancer Society unterstützt wurde. Forscher untersuchten Gesundheitsberichte von postmenopausalen Frauen in der Nurses Health Study, die 725.550 Menschenjahre an Nachbehandlungen repräsentierte. 1.935 Fälle neu diagnostizierter Krebsfälle waren festgehalten worden. Sie entdeckten, daß das Brustkrebsrisiko bei Frauen die Östrogene nahmen, und auch bei Frauen, die Östrogene plus Gestagene nahmen, im Vergleich zu jenen, die niemals eine Hormonersatztherapie gemacht hatten, bedeutend erhöht war. Frauen die eine Hormonersatztherapie länger als fünf Jahre machten, hatten ein höheres Risiko.

Sie stellten auch fest, daß der Schutz vor Osteoporose nachließ, als die Frauen mit der Hormonersatztherapie aufhörten, selbst wenn sie diese länger als sieben Jahre lang gemacht hatten. "Frauen, die älter als 55 sind, sollten die Risiken und Nutzen einer Östrogentherapie vorsichtig gegeneinander abwägen, vor allem, wenn sie fünf Jahre oder länger Östrogen eingenommen haben," schlossen die Forscher. "Die bedeutende Erhöhung des Risikos von Brustkrebs und von Tod.......legen nahe, daß die Risiken und Nutzen einer Hormontherapie bei älteren Frauen vorsichtig bewertet werden sollten." In der neutralen Sprache wissenschaftlicher Schriften kommt dies einer Verurteilung gleich.

Trotzdem argumentieren die eifrigen Verfechter immer noch, daß die Wohltaten des Medikamentes die Risiken mehr als wettmachen. Zu diesen angeblichen Wohltaten gehört nicht nur der Schutz vor den unangenehmen und gefährlichen Auswirkungen der Menopause, vor allem Knochenschwund (Osteoporose), sondern zusätzlich ein größerer Schutz gegen Alzheimer und Herzkrankheiten. Einer genauen Untersuchung halten diese Behauptungen der Wohltaten der Hormonersatztherapie jedoch nicht stand.

Die Hormonersatztherapie verhindert keinen Knochenschwund

Die jüngsten Ergebnisse einer laufenden Studie in Framingham, Massachusetts *(N Eng J Med, vom vierzehnten Oktober 1993)* zeigt, daß die Hormonersatztherapie Frauen nicht vor Osteoporose schützt. Somit ist der Hauptgrund, weshalb die Hormonersatztherapie gegeben wird, mit einem Schlag vernichtet. Forscher untersuchten 670 Frauen, von denen 212 eine Östrogentherapie machten. Sie kamen zu dem Schluß, daß die Hormonersatztherapie nur dann die Knochenmasse erhalte, wenn sie mindestens sieben Jahre lang gemacht werde. Das ist viel länger, als die meisten Frauen dieses Medikament einnehmen. Sie kamen zu folgendem Schluß: "Nur Frauen, die sieben bis neun Jahre lang bzw. zehn Jahre und länger Östrogen einnahmen, hatten eine bedeutend höhere Knochenmineraliendichte.

Doch in Wirklichkeit waren auch diejenigen, die diese Behandlung zehn Jahre lang gemacht hatten, noch nicht vor Knochenbrüchen geschützt. Sobald sie mit der Hormonersatztherapie aufhörten, sank die Knochenmineraliendichte rapide ab. Als sie 75 Jahre alt wurden, war die Knochenmineraliendichte nur 3,2 % höher als bei den Frauen, die nie eine Hormonersatztherapie gemacht hatten. Die meisten Frauen haben ihre Menopause in den Fünfzigern. Das Risiko von Hüftfrakturen ist jedoch erst dreißig Jahre später am größten, wenn sie um die achtzig sind. Deshalb "schützt" die Hormonersatztherapie, die zur Zeit der Menopause eingenommen wird, die Frauen zu einem Zeitpunkt vor der Osteoporose, an dem sie sowieso nicht darunter leiden würden und hat zu dem Zeitpunkt, an dem wirklich ein Risiko besteht, gar keine Wirkung. Diese Studie zeigt, daß die Hormonersatztherapie Frauen nur dann vor Osteoporose schützt, wenn sie diese ihr ganzes restliches Leben lang machen. Ein New England Journal Leitartikel mit großem Understatement gibt zu: "Die Anziehungskraft dieser präventiven Strategie wird deutlich verringert."

Doch bevor Ärzte Ihnen vorschlagen, daß Sie ihr ganzes weiteres Leben lang dieses Medikament einnehmen sollten, sollten Sie sich daran erinnern, daß viele Studien darlegen, daß sich das Brustkrebsrisiko und das Gebärmutterschleimhautkrebsrisiko mit der Länge der Einnahme erhöht, genauer gesagt um das dreifachte (Br J Ob Gyn, Juli 1987 9) Das Brustkrebsrisiko vervierfachte sich *(N Eng J Med, vom dritten August 1989).*

Die Hormonersatztherapie schützt Sie nicht vor Herzkrankheiten

Behauptungen, daß die Hormonersatztherapie vor Herzkrankheiten schütze, sind genauso falsch. Die meisten Beweise, die diese Verbindung angeblich beweisen, sind widersprüchlich oder hoffnungslos fehlerhaft. Anhänger der Hormonersatztherapie wollen uns glauben machen, daß das Östrogen in der Hormonersatztherapie diese Erkrankung verhindere, während das Östrogen in der Verhütungspille bekannterweise das Risiko von Kreislauferkrankungen erhöhe. Das BMJ *(fünfter Dezember 1992)* beschreibt es so: "Viele Ärzte waren überrascht zu entdecken, daß eine Hormonbehandlung, die sie bisher bei Frauen mit einer Kreislauferkrankung gemieden haben, nun genau für diese Krankheit empfohlen wird."

Die vorherrschende Weisheit über den präventiven Effekt der Hormonersatztherapie basiert auf ziemlich mageren Beweisen. Eine Gruppe von Forschern suchte eine Gruppe von 4.958 postmenopausalen Frauen aus dem amerikanischen Süden und dem Mittelwesten aus. Sie machten zahlreiche Tests mit ihnen und maßen ihre Cholesterinwerte und viele andere Faktoren, um ihre Kreislaufrisiken zu bestimmen. Nachdem sie die Testergebnisse der Frauen, die eine Hormonersatztherapie machten, mit denen der Frauen verglichen, die keine machten, kamen die Epidemiologen zu dem erstaunlichen Ergebnis, daß "nachdem man gewisse Annahmen gemacht hatte", die Hormonersatztherapie das Risiko einer Herzkrankheit um 42% verringern würde *(New Eng J Med vom fünfzehnten April 1993).*

Trotz ihrer Begeisterung müssen die Forscher zugeben, daß ihre Methodologie ernsthafte Fehler aufweist. Zum einen war ihre Studie nicht randomisiert, so daß es etwas gegeben haben könnte, was Forscher eine Voreingenommenheit der Auswahl nennen; es könnte sein, daß nur die gesündesten Frauen mit einer geringen Anzahl an Herzkrankheiten ausgesucht worden waren, um eine Hormonersatztherapie zu machen. Sie war auch nicht vorausschauend, d.h. die Studie fing nicht mit einer Gruppe von Frauen an und verfolgte dann, was über eine Zeitspanne von 10 oder 15 Jahren mit ihnen passierte.

Ein Leitartikel in der gleichen Ausgabe des Journals geht noch weiter in seiner Kritik der Studie. Eine 42prozentige Verringerung der Erkrankungen der Koronararterie ist spekulativ, da es nicht bekannt ist, ob diese Variablen "unabhängig, additiv und ursächlich" sind. Damit meinen sie, daß wir nicht wissen können, ob die Hormonersatztherapie diese Veränderungen eigentlich bewirke, oder ob sie nur unabhängig davon stattfinden. Natürlich basiert die gesamte Studie auf der Annahme *(die inzwischen widerlegt ist - siehe WDDTY`s Guide to Your Heart)*, daß erhöhte Cholesterinwerte automatisch zu Herzerkrankungen führen.

Die Forderung des "New England Journals" nach besserer Erforschung der Hormonersatztherapie ist nicht neu. Etwas später im selben Jahr (zwölfter September 1991) veröffentlichte das Journal eine Studie (wiederum weder randomisiert noch kontrolliert), die ähnlich wie die erste den Schluß zog, daß die Hormonersatztherapie vor Herzkrankheiten schütze. Der begleitende Leitartikel gab zu: "Es gibt immer noch die Möglichkeit, daß es bei den Frauen, die postmenopausal Östrogene nehmen, andere Charakteristiken gibt, die erklären, warum sie ein geringeres Risiko haben an Herzererkrankungen zu leiden."

Eine Übersicht über alle aktuellen Beweise über den angeblichen Schutz der Hormonersatztherapie vor Kreislauferkrankungen, die 1991 in den USA erschien *(JAMA vom zehnten April 1991)* hatte ähnliche Bedenken.

Die Studie wies auch darauf hin, daß Frauen, die sich für eine Hormonersatztherapie entscheiden, meisten weis, gebildet und schlank sind bzw. der oberen Mittelklasse angehören, also ohnehin schon ein geringeres Herzerkrankungsrisiko haben als der Typ von Frau, der sich gegen eine Hormonersatztherapie entscheidet.

Eine Übersicht über die einzelnen Studien, die ungefähr zur gleichen Zeit in Großbritannien erschienen *(The Lancet, vom sechsten April 1991)* kam auch zu dem Schluß, daß die Beweise entweder schwach, voreingenommen oder nicht existent seien. In einer groß angelegten Studie verschwand die Wirkung von Östrogenen auf Todesfälle, nachdem die Forscher ihre Statistiken dahingehend korrigiert hatten, daß sie Krankheiten, die schon vor dem Beginn der Studie vorhandenen waren, miteinbezogen. Bei anderen Studien fand die Studie heraus, daß die Wirkung "nicht-spezifisch" war, man konnte sie also nicht auf die Hormonersatztherapie zurückführen. Nicht alle Studien zeigen auf, daß Frauen, die eine Hormonersatztherapie machen, ein geringeres Risiko haben. Im Jahr 1985 kam die Framingham/ Massachusetts Studie *(New Eng J Med, 1985; 313: 1038-43)* zu dem Schluß, daß das Herzerkrankungsrisiko sich mit einer Hormonersatztherapie sogar erhöhte, ein Ergebnis, wovon auch neuere Studien berichten *(JAMA; 1995; 273: 199-208)*

Diese Versuche wurden alle mit oralem Östrogen durchgeführt, heute nehmen jedoch die meisten Frauen eine Östrogen-Gestagenkombination. Das New England Journal *(zwölfter September 1991)* riet zur Vorsicht: "Da zusätzliche Progesterone zumindest einige positive Wirkungen des Östrogens auf das Cholesterin rückgängig macht, ist es möglich, daß die positive Wirkung der Hormonersatztherapie reduziert wird, wenn Progesteron hinzugegeben werden."

Forscher werden durch diese anhaltenden Probleme nicht abgeschreckt und machen Experimente mit der Hormonersatztherapie, um herauszufinden, ob sie existierende Herzprobleme behandeln kann. Bisher haben Studien nur beobachtet, welche Wirkung Östrogen auf die Arterien von Tieren und Menschen hat, die diese während einer Herztransplantation erhielten. In einer Studie, die deutsche Forscher von der medizinischen Hochschule in Hannover an 12 lebenden Frauen durchführten, entdeckten sie, daß die Absorption des Medikaments sehr unterschiedlich ist und das der Durchmesser der Arterien bei den Frauen, deren Östrogenabsorption niedrig war, unverändert blieb. Sie sagten auch, daß es unklar sei, ob die Fähigkeit des Östrogens, die Arterien zu entspannen, bei der Behandlung von Herzkrankheiten überhaupt etwas wichtiges bedeute *(The Lancet vom neunten Oktober 1993).*

Die Hormonersatztherapie verhindert keine Schlaganfälle

Eine weitere "Tatsache" über die Hormonersatztherapie ist, daß es das Schlaganfallrisiko senkt. Doch es gibt auch hier keine Beweise, die diese These unterstützen. Eine Untersuchung von 48.470 Frauen, die behauptete, daß eine Hormonersatztherapie vor Herzkrankheiten schütze (siehe zuvor), fand nichts, was die Behauptung eines Schutzes gegen Schlaganfälle unterstützen konnte. Die Forscher meinten: "Hormonersatztherapie steht nicht mit irgendeiner Veränderung des Schlaganfallrisikos in Verbindung."

Tatsächlich ist es so, daß Ärzte den Frauen, die auf die Menopause zugehen und noch nicht in der Menopause sind, freigiebig eine Hormonersatztherapie verschreiben und somit das Risiko dieser Frauen erhöhen, eine Venenthrombose zu bekommen.

Einige Studien, die ursprünglich im Lancet zu lesen waren, schienen zunächst einen Widerspruch aufzuwerfen. Sie sagten, daß Frauen, die nur kurze Zeit die Hormonersatztherapie einnehmen, ein höheres Risiko hatten, eine Venenthrombose zu bekommen *(Lancet, 1996; 348:977-80; auch 348: 981-3; 348: 983-7: 1027).*

Dies scheint zunächst unlogisch zu sein, doch weitere Untersuchungen der Daten zeigen, daß die Frauen, bei denen die größte Wahrscheinlichkeit bestand, daß sie eine Hormonersatztherapie für kurze Zeitspannen einnehmen würden, perimenopausale Frauen sind. Da diese Frauen immer noch einen Eisprung haben und daher immer noch Östrogen produzieren, führt dies gemeinsam mit der Einnahme der Hormonersatztherapie zu einer riesigen Überdosis von Östrogen, das dann Venenthrombose verursachen kann *(Lancet, 1996; 348: 1668).*

Die Amarant Stiftung behauptet in ihren Schriften, daß die Hormonersatztherapie verhindern kann, daß Sie im Alter "sehr vergeßlich" werden.

“Altersheime sind voll von alten Frauen, die durch die Alzheimer Krankheit zu verwelkten Blumen geworden sind. Alzheimer befällt mehr Frauen als Männer. Es gibt Untersuchungen, die nahelegen, daß die Hormonersatztherapie sehr viel tun kann um dies zu verhindern.”

Tatsächlich legen die Forschungen nichts dergleichen nahe. Ärzte haben 800 Frauen im Alter von 65 bis 95 untersucht. Fast die Hälfte von ihnen hatte irgendwann nach ihrer Menopause Östrogen eingenommen und ein Drittel von ihnen nahm es zu dem Zeitpunkt der Studie *(JAMA vom sechsundzwanzigsten Mai, 1993)*. Die Ärzte stellten fest, daß die “kognitive Funktion” dieselbe sei, unabhängig davon, ob die Frauen zu jener Zeit oder in der Vergangenheit Östrogen genommen hatten oder nicht. “Diese Daten unterstützen die Hypothese nicht, daß die Östrogeneinnahme nach der Menopause die kognitiven Fähigkeiten erhalte,” so die schlichte Schlußfolgerung der Ärzte.

Daß nun die heiligen Kühe der Hormonersatztherapie geschlachtet werden, wird die begeisterten Anhänger nicht abschrecken. Zunehmend werden angebliche Wohltaten als nicht erwiesen entlarvt und die Medizin wird einfach neue angebliche Nutzen entdecken. Ein Bericht in der London Times *(vom elften November 1993)* legt nahe, daß die Hormonersatztherapie bei der Behandlung von entzündlichen Darmkrankheiten bei Frauen eine Rolle spielen könnte.

Euphorie oder Abhängigkeit

Ohne diese angeblichen Nutzen kann die Hormonersatztherapie nur eine lange Liste von Nebenwirkungen bieten, von denen einige potentiell tödlich sind. Der Großteil der positiv eingestellten Literatur über Hormonersatztherapie konzentriert sich auf das angebliche Gefühl der Euphorie, welches die Frauen erleben, wenn sie das Medikament nehmen. Was nicht besprochen wird, ist, daß viele Frauen, vielleicht sogar die Mehrheit von ihnen, sehr viele Nebenwirkungen haben wenn sie Östrogene einnehmen (mit oder ohne Progesteron). Niemand versteht wirklich wie man dieses Medikament am besten einnimmt. Man kann auch schlecht kontrollieren, wieviel Östrogen im Blutstrom freigesetzt wird. Die beliebteste Einnahmemethode der Hormonersatztherapie ist die orale. Doch auf diesem Weg leiden viele Frauen unter Symptomen des Magen-Darmtraktes, an Übelkeit, Erbrechen, Bauchkrämpfe, Aufgedunsenheit und können sogar Gelbsucht bekommen. Desweiteren, so Studd, geht einiges an Östrogen verloren, wenn es die Leber passiert und das führt zu mangelhaften Östrogenwerten im Blut.

Es gibt auch das Problem, daß die Frauen aufhören, das Östrogen einzunehmen bzw. vergessen, es jeden Tag zu nehmen. Das mag einer der Gründe sein, weshalb die Medizin das Hautpflaster entwickelt hat. Das darin enthaltene Östrogen umgeht die Leber und führt so zu höheren Östrogenwerten. Jedoch bekommen bei dieser Methode ein Viertel der Patientinnen Blasen, Hyperämie (verstärkter Blutfluß an dieser Stelle) und Hautverfärbungen. Die Pflaster können sich außerdem ablösen.

Deshalb verwenden auch eine zunehmende Anzahl von Ärzten Östrogenimplantate, die bei einer kleinen ambulanten Operation unter die Haut eingesetzt werden.

Östrogenimplantate (wie auch die Pflaster) scheinen eine "Östrogentoleranz" zu erzeugen, die, so warnen manche Ärzte, einer Sucht ähnlich sei. Diese Frauen haben höhere Östrogenwerte als normal und beklagen sich dennoch über eine Wiederkehr der Symptome der Menopause - und das in immer kürzeren Abständen. Obwohl diese Implantate eigentlich sechs Monate lang reichen sollte, beklagen sich viele Anwenderinnen darüber, daß die Symptome schon nach drei bis neun Wochen wiederkommen.

Dieses Phänomen, "Tachyphylaxie" genannt (was wörtlich soviel bedeutet wie "eine zu große Präventivmaßnahme") - hatten in einer Studie der Menopauseklinik des Dulwich Krankenhauses drei Prozent von 1.000 Frauen *(Br J Ob and Gynae, Oktober 1990).*

Dr. Thomas Bewley, früherer Präsident des Royal College of Psychiatrists, und Dr. Susan Bewley, eine Gynäkologin des University College Hospitals in London, kamen nach der Untersuchung einer Anzahl von Studien zu dem Schluß, daß diese Abhängigkeit in 15% der Fällen vorkommt.

Sie schrieben im Lancet vom ersten Februar 1992: "Östrogene sind psychoaktiv. Sie können die Stimmung heben, können gespritzt werden und ihr Gebrauch hat starke psychologische Wirkungen." Doch die Ärzte haben dieses Abhängigkeitspotential auf den Kopf gestellt. John Studd aus Dulwich, der dazu beitrug die Studie durchzuführen, kam zu dem Schluß, daß die Frauen die abhängig werden, psychiatrische Probleme hätten und deshalb höhere Östrogenwerte als normal benötigen würden.

Die Bewleys fechten diese Forschungsergebnisse an: “Es gibt keine überzeugenden Beweise, daß Depressionen mit der Menopause im Zusammenhang stehen,” sagen sie. “Jedoch verbessert die Östrogenbehandlung Depressionen nach einer chirurgisch herbeigeführten Menopause und hebt die Stimmung nach der natürlichen Menopause, obwohl es auch erstaunliche Reaktionen auf Placebos gibt.”

Der Endokrinologe Professor Howard Jacobs von dem Middlesex Krankenhaus in London glaubt, daß die östrogenempfindlichen Zellen im Körper von Frauen die Fähigkeit verloren haben darauf zu reagieren, weil sie dauernd mit hohen Dosen dieses Hormons bombardiert werden.

Oder, wie Studd selbst impliziert, die frühe Einnahme von Östrogenen kann, ob in der Hormonersatztherapie um prämenstruelle Spannung zu kontrollieren oder in der Pille, einen erhöhten Bedarf für die Ersatztherapie erzeugen. Es kann auch so sein, daß die Hormonersatztherapie künstlich hohe Östrogenwerte im Körper erzeugt, welche einen Hormoncrash auslösen, sobald diese Werte nur ein bißchen sinken. Dies führt dann zu normalen Menopausesymptomen.

“Normalerweise arbeiteten die Hirnanhangsdrüse und die Eierstöcke in genau abgestimmter Harmonie, indem sie laufend die Hormonwerte den Bedürfnissen des Körpers anpassen, wie ein Auto mit automatischer Gangschaltung,” sagt Dr. Ellen Grant. “Die Hormonersatztherapie, welche einen konstanten Level von Östrogenen ausschüttet ist vergleichbar mit einem Auto, welches immer im gleichen Gang fährt.”

Das Krebsrisiko

Die Verfechter der Hormonersatztherapie versuchen ständig, die erwiesenen Risiken von Brust- und Gebärmutterschleimhautkrebs zu verharmlosen. Jede Studie über die Hormonersatztherapie hat bisher ein bedeutendes Krebsrisiko demonstriert. Das einzig Umstrittene ist, wie groß dieses Risiko ist. Zum Beispiel kam eine Analyse von 37 Studien über Brustkrebsrisiko zu dem Schluß, daß die Langzeiteinnahme von Östrogen das Brustkrebsrisiko um 60% erhöht *(Ob Gyn, Februar 1992)*. Eine prospektive schwedische Studie mit 23.000 Frauen, die eine Hormonersatztherapie machten, lief fast sechs Jahre lang. Sie stellten fest, daß Frauen, die nur Östrogene nahmen, ein um 80% erhöhtes Brustkrebsrisiko hatten. Das höchste Risiso barg jedoch das kombinierte Östrogen-Progesteronpräparat in sich, welches das Risiko über sechs Jahre hinweg mehr als vervierfachte (N Eng J Med vom dritten August, 1989).

Die Debatte wurde durch eine Studie des "Journal of the American Medical Association" *(1996; 276: 1404-8)* angefacht. Das Journal veröffentlichte eine Studie, bei der 6.854 Frauen untersuchten wurden. Die Studie machte deutlich, daß die Langzeiteinnahme der Hormonersatztherapie das Brustkrebsrisiko bei älteren Frauen deutlich erhöht.

Das kombinierte Medikament wird auch von anderer Seite unter Beschuß genommen. Eine Analyse von 16 Studien über die Hormonersatztherapie kam zu dem Schluß, daß nach 15 Jahren das Brustkrebsrisiko bei den Frauen, die nur Östrogen benutzen, um 30% erhöht ist. Doch bei der Einnahme des kombinierten Medikamentes erhöhte sich das Risiko um mehr als das Doppelte. Das Risiko erhöhte sich übrigens mit jedem Jahr der Einnahme. Wenn man von dem Hormongebrauch von 1987 ausgeht, bedeutet dies für Amerika jedes Jahr 4.708 neue Fälle von Brustkrebs und 1.468 Todesfälle durch Östrogen *(JAMA vom siebzehnten April 1991).*

Östrogenimplantate können bis zu zwei Jahre nach Absetzen dieses Medikaments eine Stimulation der Gebärmutterschleimhaut verursachen. Diese Stimulation ist potentiell krebserzeugend.

Heutzutage ist es eine anerkannte Tatsache, daß wenn eine Frau, die noch eine Gebärmutter hat und nur Östrogen einnimmt, dies die Wahrscheinlichkeit daß sie nach einigen Jahre Gebärmutterschleimhautkrebs bekommt, um ein zwanzigfaches erhöht. Der Grund dafür ist, daß Östrogen eine rapide Proliferation (Wucherung) der Gebärmutterschleimhautzellen verursacht (wie in der Schwangerschaft).

Um dem entgegenzuwirken, bekommen die meisten Frauen an 10-12 Tagen im Monat das künstliche Hormon Progesteron, welches die zweite Hälfte des Zyklus imitiert und Blutungen verursacht.

Forscher der Menopause Klinik der "King`s College School of Medicine and Dentistry" stellten fest, daß die Stimulation der Gebärmutterschleimhaut bei Frauen, die Implantate gehabt hatten, noch zwei Jahre andauerte nachdem das Östrogen abgesetzt worden war *(BMJ vom siebzehnten Februar 1990).* Andere Forschungen haben ergeben, daß allein Östrogen das Risiko verdreifachen kann. Progesteron senkt das Risiko nur insoweit, daß ein um 80% erhöhtes Risiko bleibt. Dieses Risiko besteht noch bis zu fünf Jahre nachdem Sie das Medikament abgesetzt haben *(Ob Gyn, Februar 1993).*

Dies bedeutet, daß Sie zwei Jahre lang bzw. noch länger (nachdem sich das Östrogen erschöpft hat) orales Progesteron einnehmen sollten, wenn Sie das Risiko senken wollen, Gebärmutterschleimhautkrebs zu bekommen. Der Gebrauch von Präparaten für die Hormonersatztherapie verringert Ihr Krebsrisiko, im Gegensatz zu den reinen Östrogenpräpäraten, die das Risiko um ein zwanzigfaches erhöhen können. Trotzdem ist Ihr Risiko, Gebärmutterschleimhautkrebs zu bekommen, immer noch um ein dreifaches erhöht, verglichen zu dem Risiko von Frauen die gar keine Hormonersatztherapie machen. *(Ann Int Med, 1992; 177 (12): 1016-37).*

Trotz dieser Warnungen ist Premarin auf Platz 23 bei den am meisten verkauften Medikamenten in den USA. Es wird hauptsächlich Frauen in der Menopause verschrieben. Die Tatsache, daß es aus dem Urin schwangerer Stuten gemacht wird (daher sein Name: Engl. **pre**gnant **mar**e = schwangere Stute), hat offensichtlich wenige abgeschreckt. Es wird von Wyeth-Ayerst hergestellt und wird als Osteoporosemedikament verkauft und ist als Vaginalcreme bzw. als Tablette erhältlich. Die wichtigsten Warnungen haben mit dem erhöhten Risiko zu tun, Gebärmutterschleimhautkrebs zu bekommen, welches von diesem reinen Östrogenpräpärat ausgeht. Dies haben übrigens drei unabhängige Studien ergeben.

Das Risiko ist fast vierzehnmal höher, wenn das Medikament länger als ein Jahr eingenommen wird. Frauen, die schwanger sind, sollten das Medikament nicht nehmen, da es bei den Babys zu Deformationen der Gliedmaßen führen kann.

Andere mögliche Nebenwirkungen sind: Gebärmutterhalskrebs, Scheiden- und Leberkrebs (wurde in Tierversuchen festgestellt), Gallenblasenkrankheiten, Herzinfarkt, Schlaganfall, hoher Blutdruck, Blutungen, Übelkeit, Kopfschmerzen und Gewichtszunahme - um nur ein paar zu nennen.

Frauen, die nach einer Endometriose (wenn Endometrium, die Schleimhaut der Gebärmutter, außerhalb der Gebärmutter vorkommt) eine Hormonersatztherapie machen, könnten feststellen, daß dieses Medikament die Endometriose reaktiviert. Das passierte einer 47jährigen Frau, obwohl sie zur Behandlung der Endometriose eine Gebärmutterentfernung gehabt hatte.

Ihr wurde eine Hormonersatztherapie verschreiben, doch bald begann sie über Nierenschmerzen zu klagen. Ärzte stellten fest, daß die rechte Niere blockiert war, verursacht durch eine Wiederkehr der Endometriose *(BMJ, 1996; 312:1221-2).*

Neue Studien haben ergeben, daß Frauen, die über 10 Jahre lang eine Hormonersatztherapie machen, das Risiko, daß sie an tödlich verlaufendem Eierstockkrebs erkranken, um 70% erhöhen. Man hat bis jetzt geglaubt, daß die Hormonersatztherapie vor Eierstockkrebs schütze. Die Beweise sind jedoch so überwältigend, daß Ärzte gut beraten sind, wenn sie ihre Patientinnen auf das erhöhte Risiko bei einer Langzeiteinnahme hinweisen.

Dies ist ein schwerer Schlag für die Hormonersatztherapie, da sie als Langzeittherapie gedacht ist. Die Theorie, daß die Hormonersatztherapie vor Krebs schütze, basierte ursprünglich auf einigen früheren, kleineren Studien. Doch keine davon hatte die Langzeitwirkungen betrachtet. Die Entdeckung wurde von der American Cancer Society gemacht, die 240 000 Frauen überwachten, die gerade in die Menopause eingetreten waren oder bei denen sie bald beginnen würde. Von diesen machten 68.906 eine Östrogenersatztherapie oder eine Hormonersatztherapie.

Im Verlauf der 7 Jahre, in denen man sie beobachtete, starben 436 Frauen an Eierstockkrebs und von ihnen hatten 142 eine Hormonersatztherapie gemacht. Die Forschungen entdeckten, daß sich das Risiko erhöhte, je länger die Frauen die Hormonersatztherapie machten. Wenn die Frauen über 10 Jahre lang eine Hormonersatztherapie gemacht hatten, war das Risiko bedeutend höher. Die Forscher bemerkten jedoch, daß diese Studie durchgeführt wurde, als die normale Dosierung der Östrogenersatztherapie 1,25 mg betrug. Diese Dosis wurde kürzlich halbiert. Forscher nehmen an, daß dies das Risiko senken könnte, doch das muß ebenfalls noch untersucht werden *(Am J Epidem, Mai 1995).*

Andere Nebenwirkungen

Es hat sich erwiesen, daß die Hormonersatztherapie das Risiko verdoppeln kann, einen systemischen Lupus erythematodes (schwere Hauterkrankung) zu bekommen, welche zu Blutgefäßentzündungen, Hauttumoren und Nierenerkrankungen führen kann. Diese beängstigende Erkenntnis kommt von der

Nurses Health Study, die 69.435 Frauen untersuchte. Sie fanden heraus, daß 30 Frauen, die eine Hormonersatztherapie machten, diese Krankheit bekamen, im Gegensatz zu 15, die nie Hormone genommen hatten *(Annals of Internal Medicine, 1995; 122: 430-3)*.

Neben Abbruchblutungen, an denen viele Frauen Anstoß nehmen, verursachen Progesterone noch sehr viele andere Nebenwirkungen. Dazu gehören PMS ähnliche Symptome, wie Brustempfindlichkeit, Aufgedunsenheit, Bauchkrämpfe, Depressionen, Angst und Reizbarkeit *(BMJ vom fünften Dezember, 1992)*, kurz gesagt, also viele Symptome, die die Hormonersatztherapie eigentlich behandeln sollte.

Ärzte versuchen diese Nebenwirkungen zu minimieren, vor allem die Abbruchblutungen, indem sie weiterhin Progesteron verschreiben. Dies führt jedoch häufig zu Durchbruchsblutungen und eliminiert so die Langzeitschutzwirkung gegen Gebärmutterschleimhautkrebs. In einer Studie *(Ob Gyn, Dezember 1991)* wurden 41 Patientinnen untersucht, die bis zu 10 Jahre lang die ständige, kombinierte Östrogen-Progesterontherapie gemacht hatten.

Sechs von diesen Frauen hatten wiederholte Durchbruchsblutungen. Zwei hatten gutartige Gebärmutterschleimhauttumore und weitere zwei Frauen Gebärmutterschleimhautkrebs.

Die Beigabe von Progesteron zur Hormonersatztherapie bietet überhaupt keinen Schutz, ganz im Gegenteil, es kann zu einem leicht erhöhten Brustkrebsrisko führen *(The Lancet, 1991; 338: 274-7; N Eng J Med vom fünfzehnten April 1993)*.

Eine Studie setzte als gegeben voraus, daß die Todesrate aufgrund von Erkrankungen der Herzarterien bei Frauen nach der Menopause und die Östrogen-Progesteronpräpärate nehmen, höher sein könnte, als bei Frauen, die lediglich Östrogen nähmen *(Fertil Steril, 1988; 49; Supple 2:9S 15S)*. Das mag daran liegen, daß Progesteron einige der positiven Wirkungen der Östrogen-Blutcholesterinwerte wieder rückgängig macht; zum Beipiel senkt es den HDL Spiegel - das gute Cholesterin *(Am J Med, 1991; 90: 584-9)*, obwohl eine Studie das Gegenteil zeigte *(New Eng J Med vom fünfzehnten April 1993)*.

"Wenn die Beigabe von Progesteron sogar nur 5 bis 10 Prozent des relativen Nutzens der Östrogenersatztherapie in Bezug auf Herzerkrankungen rückgängig macht," so schreiben die Doctores Lee Goldmann und Anna

Tosteson des Brigham and Women`s Hospital in Boston/Massachusetts: “dann wäre seine letztendliche Wirkung, im Vergleich zur Östrogentherapie, wahrscheinlich auch dann schädlich, wenn das gesamte Endometrialkrebsrisiko eliminiert würde“ *(New Eng J Med vom zwölften September 1991).* Die neuste Studie, die PEPI (Postmenopausal Estrogen Progestin Study) genannt wird, behauptet, daß die kombinierte Hormonersatztherapie gut für das Herz sei. Jedoch entdeckte dieser Versuch auch, daß Progesteron die Triglyceridwerte, ein bekannter Risikofaktor bei Herzerkrankungen, bei Frauen erhöhe. Dies könnte die Hormonersatztherapie für Diabetikerinnen sehr viel gefährlicher machen *(JAMA, vom 18.01.1995).*

Obwohl die Medizin behauptet, daß die “natürlichen“ Östrogene der Hormonersatztherapie nicht das gleiche Thromboserisiko mit sich bringen wie die Pille, hat ein ständiger Gebrauch der Östrogen-Progesteronkombination zu besorgniserregenden Veränderungen im Blut geführt. In einer Studie an 60 Frauen, die die gemischte Behandlung bekamen, hat man Veränderungen bei der Blutgerinnung und der Fibrinolyse (Fähigkeit des Körpers, Blutgerinnsel zu zerstören) festgestellt.

Die Frauen bekamen innerhalb eines Jahres Thrombose: “Diese Veränderungen könnten ein Ausdruck von Hyperkoagulämie (verstärkte Tendenz des Blutes, Gerinnsel zu bilden) und einem erhöhtem Risiko von Thrombose sein“, so die Schlußfolgerung der Forscher (Br J of Ob Gyne, Oktober 1990). Progesterone können auch Ihre Glukose- und Insulinwerte verändern *(Clinical Therapeutics, Sept-Okt 1990),* sie können erhöhte Kalziumwerte, Hepatitis, Leberkrebs (was auch Peliosis, ein lebensgefährlicher Zustand, einschließt), Gelbsucht, Herzversagen, Virilisierung (das heißt eine Zunahme der Gesichtsbehaarung), Akne, eine übergroße Klitoris und eine tiefere Stimme verursachen, die nicht mehr rückgängig gemacht werden kann,

Migräne

Die Hormonersatztherapie kann anscheinend auch Migräne verursachen oder sie verschlimmern, da sie eine Überreaktion der Gefäße verursacht *(J. of Neurology 1993, 240; (3): 195-6)*. Dr. Grant veröffentlichte eine Studie, in der es sich erwies, daß die meisten Patientinnen weniger Kopfschmerzen hatte, als sie mit dem Rauchen aufhörten und die Hormone absetzten *(The Lancet, 1979; i: 581-2)*.

Andere Studien zeigen, daß die Hormonersatztherapie eine Endometriose verschlimmert *(Australian and Nz J of Ob & Gynae, November, 1992)* und die Wahrscheinlichkeit verdoppelt, an Harnwegsinfektionen zu erkranken *(J. of Amer Geriatrics Society, August 1992)*. Dazu kommen die anderen Nebenwirkungen von Östrogen: Das Risiko an Gallen-Blasenkrankheiten zu erkranken verdoppelt oder verdreifacht sich, erhöhter Blutdruck, vergrößerte und empfindliche Brüste und Veränderungen in der Form der Augen und Depressionen.

3

Nicht so natürliches Progesteron

Fast jeder schließt sich in letzter Zeit der vorherrschenden Mode für "natürliche" Progesterone an. Man verschreibt es für alles, von PMS bis zu häufigen Fehlgeburten und Brustschmerzen, für Symptome der Menopause, hormonelles Ungleichgewicht oder auch nur dafür, eine Frau und über vierzig zu sein. Viele bezeichnen es sogar als "Jungbrunnenmedikament".

Progesteron ist das weibliche Sexualhormon, welches in der zweiten Hälfte des Menstruationszykluses von dem Corpus Luteum ausgeschieden wird. Während einer Schwangerschaft wird es von der Nebennierenrinde oder der Plazenta produziert. Seine Funktion ist, die Gebärmutter auf die Schwangerschaft vorzubereiten und, wenn Sie schwanger geworden sind, die Schwangerschaft aufrechtzuhalten.

Kürzlich haben einige Mediziner, vor allem Dr. John Lee aus Kalifornien die Theorie aufgestellt, daß viele Frauen heutzutage unter einer "Östrogendominanz" leiden.

Dr. Lee glaubt, daß unter anderem bestimmte Aspekte der weiblichen Physiologie zu dieser Östrogendominanz führen. Vor allem bei den Frauen mit einer Tendenz zu anovularen Zyklen, d.h. bei denen die Frau keinen Eisprung hat und deshalb nicht genügend Progesteron produziert, und in Verbindung mit der zunehmenden Umweltverschmutzung durch Pestizide und Autoabgase. Zusätzlich dürfen wir nicht die Hormone vergessen, die Fleisch- und Molkereiprodukten beigemengt werden, denn dadurch werden wir weiteren Östrogenen ausgesetzt.

Er erklärt, daß dies die Gründe seien, warum in den Industriegesellschaften Gebärmuttermyome und/oder Gebärmutterkrebs, PMS, Osteoporose, häufige Fehlgeburten und andere Symptome vorherrschen *(Natural Progesteron: The Multiple Role of a Remarkable Hormone / Natürliches Progesteron: Die vielen Rollen eines bemerkenswerten Hormons - BLL Publishing).*

Dr. Lee glaubt auch, daß die Progesteronwerte während, oder möglicherweise vor der Menopause einer Frau auf Null oder fast auf Null sinken. Daher sein Glaube, daß Frauen, die niedrige Progesteronwerte haben oder in der Menopause sind, Progesteronergänzungen bekommen sollten, die er als "natürlich" bezeichnet.

Für diejenigen, die noch nie davon gehört haben: Progesteron wird als Creme zum Einreiben, in einer Mikro-Form in Öl aufgelöst, als Scheidenpessar oder in Form einer Spritze verabreicht. Der Grund, weshalb es nicht oral eingenommen wird, ist der, daß es dann von der Leber abgebaut und somit unwirksam wird. Indem Progesteron eingerieben oder gespritzt wird, umgeht man die Leber und es erreicht angeblich direkt den Blutkreislauf. Viele (über 5000 bekannte) Pflanzen stellen progesteronähnliche Substanzen her wie es z.B. bei den Phytoöstrogenen der Fall ist. In Kulturen, in denen viele frische Gemüsesorten aller Art auf dem Speisezettel stehen, kommt ein Progesteronmangel praktisch nicht vor, so das Argument von Dr. Lee. Die Frauen in diesen Kulturen haben gesunde Eierstöcke, deren Follikel genügend Progesteron produzieren, sagt Dr. Lee. Diese Frauen nehmen in der Menopause genügend progestogene Substanzen zu sich, so daß ihre Libido hoch bleibt und ihre Knochen stark sind. Der Übergang dieser Frauen in die Menopause ist ereignislos und symptomfrei.

In unserem System der Nahrungsversorgung werden viele chemisch verarbeitete Nahrungsmittel hergestellt und Nahrungsmittel werden geerntet, lange bevor sie verkauft werden. Deshalb ist der Vitamingehalt (vor allem bei Vitamin C) schon sehr gesunken wenn wir die Nahrung zu uns nehmen. Die weltweit größte Quelle "natürlichen" Progesterons ist die Yamswurzel, die zum Zwecke der Progesterongewinnung angebaut wird. Die Theorie ist, daß Yams das Sterin Diosgenin enthält, welches dann in Progesteron umgewandelt wird. Pharmazeutische Firmen in den westlichen Industrienationen kaufen das Sterol, welches aus der Yamswurzel gewonnen wird und verändern chemisch seinen Molekularstruktur, um die verschiedenen Progesterone herzustellen.

Im Reagenzglas hergestellt

Viele Menschen lassen sich von der Tatsache verführen, daß dieses Progesteron "natürlich" ist, da es aus Soja und der wilden Yamswurzel gewonnen wird. Deshalb nehmen sie an, daß es sicher sei.

Dies ist ein kritischer Punkt, da das sogenannte synthetische Progesteron (auch Progestin genannt) in vielen Studien untersucht wurde und es wurde festgestellt, daß es viele Nebenwirkungen hat, einschließlich der Eigenschaft Krebs zu verursachen.

Tatsächlich ist kein ergänzendes Progesteron, eigentlich überhaupt kein Hormonmedikament, in dem Sinne "natürlich", daß es identisch mit dem ist, was Frauen in ihrem eigenen Körper produzieren. Diese neuen Formen von Progesteron werden aus der wilden Yamswurzel oder aus Sojabohnen hergestellt, welche Substanzen enthalten, die in Progesteron umgewandelt werden, nachdem sie einige chemische Prozeße durchlaufen haben. Bei der wilden Yamswurzel wird das Progesteron aus einer Substanz, die Diosgenin genannt wird, hergestellt. In einer Informationsbroschüre sagt ein Hersteller, daß es aus einer Sterinverbindung abgeleitet wird, die Stigmasterol genannt wird, welche aus Sojabohnenöl gewonnen wird. "Das Stigmasterol wird dann zu Progesteron synthetisiert", so eine Firmenbroschüre.

Viele Arten von Progesteron, die in Großbritannien und der USA auf den Markt kommen, sind noch nicht auf ihre Sicherheit und Wirksamkeit hin überprüft worden. Wenn eine Arzneimittelfirma normalerweise ein neues Medikament auf den Markt bringen will, muß es bei der amerikanischen Arzneimittelbehörde einen Antrag auf Zulassung dieses neuen Medikamentes stellen. Die Firma muß beweisen, daß sowohl Tier, als auch Menschenversuche durchgeführt wurden, die die Sicherheit und Effektivität des Medikaments zeigen, bevor die Arzneimittelbehörde das Medikament zuläßt.

Wenn sie das Medikament jedoch nicht rezeptfrei verkaufen will oder dafür werben will, gibt es nichts, was eine Arzneimittelfirma daran hindert, ein Medikament oder eine Substanz wie Progesteron in Puderform herzustellen und sie nur an Apotheken zu verkaufen. Die Firma muß sich nur an die von der U.S. Pharmacopoeia verlangten Reinheitsstandards halten.

Es ist auch absolut legal, wenn Apotheker dieses vermischen" - also zum Beispiel in ein Gel oder Zäpfen mit hineingeben - wenn ein Arzt es verlangt oder ein Rezept dafür ausstellt. Wie ein Sprecher der Arzneimittelbehörde es ausdrückte: "Normalerweise stellen Apotheker ein Medikament selbst zusammen, wenn bestimmte medizinische Bedürfnisse einzelner Patienten von den zugelassenenen kommerziellen Medikamenten nicht befriedigt werden können."

Solange der Gebrauch in den Worten der Arzneimittelbehörde "medizinisch akzeptabel" - ein dehnbarer Begriff - ist, kann jeder Arzt einem Patienten jedes Medikament verschreiben, auch die, die nicht von der Arzneimittelbehörde auf Sicherheit und Wirksamkeit hin getestet wurden.

Das einzige Progesteronprodukt welches man im "Physician`s Desk Reference" oder im offiziellen Handbuch der Arzneimittelbehörde auflistet, ist ein intrauterines Präparat, welches Progesteron enthält, das sich langsam freisetzt. In diesem Moment veranlassen Ärzte in der gesamten USA, daß für bestimmte Patientinnen eine Progesteronzusammensetzung gemacht wird.

Der Punkt ist, daß es fast keine veröffentlichten Studien über die Sicherheit oder Wirksamkeit von Progesteron gibt, da niemand bei der Arzneimittelbehörde die Zulassung beantragt hat. Deshalb haben wir wenig Wissen darüber, wer es nicht nehmen sollte und warum.

Kim McPherson, führender Epidemiologe zum Thema Risiken der Pille und Professor für Öffentliche Gesundheit und Epidemiologie an der London School of Hygiene and Tropical Medicine, sagt, daß Progesteron "hoffungslos mißverstanden wird". Das Progesteron wurde noch nicht von der amerikanischen Arzneimittelbehörde überprüft, weil viele Firmen es als Kosmetikprodukt verkaufen. Es ist möglich, in den USA die Progesteroncreme zum Einreiben per Post zu bestellen. In Großbritannien ist es verschreibungspflichtig.

Als wir einen Hersteller in den USA anriefen und so taten, als seien wir gewöhnliche Kunden und danach fragten, ob die Creme gut gegen Symptome der Menopause sei, sagte uns einen Frau namens Alisha, daß ihre Firma keine Behauptungen über die medizinische Wirksamkeit der Creme aufstellen könne, da "unsere Vereinbarung mit der Arzneimittelbehörde die ist, daß die Creme ein Kosmetikprodukt sei". Sie sagte uns, daß die Firma die Creme als "Feuchtigkeitscreme gegen trockene Haut" verkaufe. Doch sie sagte, wenn wir wissen wollten, wofür sie sonst gut sei, sollten wir uns doch Dr. Lees Buch besorgen und sie gab uns freundlicherweise den Namen des Verlages und seine Adresse. Dr. Lees Buch "Natürliches Progesteron: Die verschiedenen Rollen eines bemerkenswerten Hormons“ behauptet, daß ergänzendes Progesteron dazu beiträgt, viele Frauenprobleme zu lindern, von Unfruchtbarkeit bis PMS, Myome, Endometriose, Zysten in der Hüfte bis Osteoporose.

Sie sagte auch, daß sie uns Anweisungen für die Anwendung schicken könne und daß es dabei darauf ankpmmen würde, ob wir in der Menopause seien oder nicht. Ihre Firma empfiehlt, die Creme drei Wochen lang täglich aufzutragen und dann eine Woche lang zu unterbrechen.

Dann wanden wir uns an die Arzneimittelbehörde. Gemäß Alan Harper von der Abteilung für Kosmetika und Farben, müssen Kosmetika nicht bei der Arzneimittelbehörde registriert werden. Er sagte: "Wenn Sie morgen ein Kosmetikprodukt herausbringen wollten, könnten sie es zusammenstellen, etikettieren und verkaufen, ohne es der Arzneimittelbehörde mitzuteilen."

Die Industrie überwacht sich hauptsächlich selbst. Sie verläßt sich darauf, daß ein Produkt erst einmal großen Schaden anrichten muß, damit Beschwerden eingehen. Zur Zeit kann man beliebige Mengen an Hormonen in kosmetische Produkte hineintun, solange dieses Produkt nicht den Anspruch erhebt, medizinisch wirksam zu sein. Doch die Arzneimittelbehörde möchte, daß die Gesetze strenger werden. Am neunten September 1993 legte die Behörde ein Papier vor, indem sie neue gesetzliche Regelungen vorschlägt. Dieser Vorschlag besagt, daß alle Medikamente und Kosmetika, die über den Ladentisch verkauft werden und wenn bei ihnen "Hormone" als Inhaltsstoffe auf dem Beipackzettel angegeben werden, als Medikamente zu betrachteten sind. Diese Bezeichnung würde dazu führen, daß sie der normalen Gesetzgebung für Medikamente unterliegen und auf ihre Sicherheit hin getestet werden müssen.

Bei einer von zwei Ausnahmen schlug die Arzneimittelbehörde vor, die Verwendung von Progesteron in Kosmetika auf 5 mg Progesteron pro 30g zu beschränken, wenn nicht mehr als 57g des Produktes oder 10mg Progesteron im Monat genommen werden. Ein Arzt sagt, daß ein 57g Vorrat von Progesteron zum Einreiben den Körper mit 20mg Progesteron am Tag versorgt.

Die Frage, wieviel Progesteron die Creme enthält, ist dann relevant, wenn man bedenkt, welche kleinsten Dosierungen der Körper braucht, um zu funktionieren. Während des Menstruationszykluses einer normalen Frau, schwanken die Progesteronwerte im Blut laut "Harrison`s Principles for Internal Medicine" zwischen 0,5 und 20 Nanogramm pro Milliliter. Diese Menge ist das Equivalent von einem Teil pro Milliarde. Bei der Benutzung der Creme könnten Frauen die Progesteronkonzentration im Blut um ein vier- bis fünffaches erhöhen. Um eine Fehlgeburt zu verhindern, sind die Werte, die nötig sind, höher. Frauen können dann zwischen 25 und 200 Milligramm am Tag erhalten.

Bis jetzt ging man von der Theorie aus, daß dieses Progesteron nach dem "Tropfprinzip" im Körper freigesetzt wird, so wie das normalerweise auch der Fall ist. Doch mehrere Studien haben ergeben, daß sich das Progesteron in der Haut anreichert. Die chemischen Wirkungen die es auf und unter der Haut hat, sind noch unbekannt. In einer Studie über Progesteron, welches in die Brust eingerieben wird, erhöhten sich sowohl die Progesteronwerte, als auch die Östrogenwerte um das vierfache, jedoch waren die Progesteronblutwerte kurzlebiger *(P.Mauvis-Jarvis, et al, Percutaneous Absorption of Steroids, Academic Press, 1980).*

Gemäß dem gleichen Artikel, beträgt die Durchschnittsmenge des Hormons, welches absorbiert wird etwa 10 Prozent der verabreichten Dosis; dies führt dazu, daß, wenn Sie 50mg Progesteron einnehmen, etwa 5mg absorbiert wird.

Desweiteren absorbiert nicht jeder Progesteron auf die gleiche Art. Im gleichen Buch ziehen J. De Boever und seine Kollegen von der Universität Ghent in Belgien, den Schluß: "Nach einem lokalen Verabreichen einer einzigen Dosis Progesteron, gibt es einen großen Unterschied in den Ergebnissen, die in den Brustgeweben beobachtet werden." Wenn diese massive Zunahme örtlich passiert, haben wir, egal ob das Progesteron durch Spritze Pessar oder Creme verabreicht wird, keine Ahnung wie es sich dort auswirkt."

Progesteron und seine Rolle bei Brustkrebs

Viele Mediziner behaupten, daß die Einnahme von Progesteron vor Erkrankungen wie Brustkrebs schütze. Gemäß Kim McPherson, führender Epidemiologe an der "London Scholl of Hygiene and Tropical Medicine", gibt es auch viele gute Argumente für das Gegenteil, nämlich daß hohe Progesteronwerte ein erhöhtes Krebsrisiko darstellen *(BMJ vom vierten März 1995).* Das macht Sinn, den die Hauptfunktion von Progesteron in den Brüsten ist die Förderung der Entwicklung von Brustzellen.

In vielen chemischen Handbüchern wird Progesteron als Karzinogen aufgeführt. In Tierversuchen erhöhte Progesteron das Vorkommen von Eierstock- Gebärmutter- und Brustkrebs bei Mäusen *(IARC Monographs on the Evaluation of the Carcinogenic Risk of Chemicals to Humans, Dezember, 1979).* Einige Forscher haben auch die Hypothese, daß Brustkrebs durch erhöhte Progesteronwerte hervorgerufen wird *(Fertility and Sterility, März 1992).*

Die meisten Studien zeigen auf, daß Progesteron bei Linderung von PMS *(JAMA vom 05.06.1995)* oder bei der Verhinderung von Fehlgeburten nicht viel hilft *(Hum Repro, März, 1992)*. Eine Studie ergab, daß Schwangere auch mit sehr niedrigen Progesteronwerte auskommen können und kam zu dem Schluß, daß es keine Minimalschwelle gäbe, bei der man sagen könnte, daß Progesteron auf jeden Fall nötig sei *(Gyne & Ob Inves, 1992; 34(3): 133-8)*.

Tatsächlich könnte ergänzendes Progesteron gesundheitsschädlich sein. Ein anderes Forscherteam kam zu dem Schluß, daß Progesteron doch keine so gute Idee sei, da es hauptsächlich bei denen, die eine IVF machen ließen eine "verzögerte Drüsenreifung" verursache und in der Gebärmutterschleimhaut pathologische Veränderungen verursache *(Ann Chir et Gynae, 1994; 208: 33-9)* oder bedeutend höhere Östrogenwerte im Blut *(Gyn & OB Inves, 1992; 34 (4): 206-10)*.

In Großbritannien stellen zwei Unternehmen Progesteron her. Hoechst produziert Cyclogest (welches vaginale oder rektale Pessare sind), welches PMS und postnatale Depression behandeln soll und Paines & Byrne produziert Gestone, welches gespritzt wird und anormale Gebärmutterblutungen behandeln soll.

Es wird auch eingesetzt, um bei Frauen mit abnormal niedrigen Progesteronwerten oder die ein Invitro Befruchtungen machen lassen, Fehlgeburten zu verhindern. Die Hersteller von Cyclogest, dem PMS-Medikament, sagen, daß es "keine negativen Wirkungen während der Schwangerschaft hervorruft - das heißt angeborene Schäden verursacht - obwohl es keine Beweise dafür gibt". Von Gestone wird behauptet, daß es "selbst Progesteron enthält, wie das natürlich ausgeschiedene Hormon. Es wird nicht wie synthetisches Progestin mit einer Maskulisierung des weiblichen Fötus in Verbindung gebracht."

Bei dem Thema der angeborenen Schäden und der Verwendung von Progesteron während der Schwangerschaft, verfolgt die Arzneimittelbehörde die harte Linie: "Systematisch verabreichte Sexualsteroide, einschließlich Progestativa, wurden bereits mit angeborenen Abnormalien in Verbindung gebracht" sagt sie über Progestasert (Physicians GenR, 1993).

Die neu ausgewerteten Ergebnisse der "U.S. Collaborative Perinatal Study of the Drug Epidemiology Unit" ergaben, daß das Risiko der kardiovaskulären Mißbildungen sich mehr als verdoppelten, wenn die Säuglinge in den ersten vier Monaten der Schwangerschaft weiblichen Sexualhormonen ausgesetzt worden waren (Teratol, März 1994).

Der Hersteller von Gestone warnt, daß man das Medikament absetzen soll, wenn folgende Nebenwirkungen auftreten: Sehverlust, hervorstehende Augäpfel, Doppeltsehen, Schwellung der Sehnervscheibe, Gefäßläsionen in der Netzhaut oder Migräne. Es können auch andere Nebenwirkungen auftreten, wie zum Beispiel Veränderungen im Gebärmutterhals oder in den Brüsten, Depressionen, Gelbsucht, Schlaflosigkeit, Übelkeit, Haarausfall oder Wachsen von Haaren, dunklere Haut, Gewichtszunahme, Ödeme und Veränderungen im Menstruationsfluß oder beim Zyklus.

Obwohl die Nebenwirkungen des Progesterons zum Einreiben nicht von irgendeiner Regierungsstelle überwacht werden, berichten eine Reihe von Ärzten und Naturheilkundlern von Nebenwirkungen. Viele Frauen, die die alternative Heilerin Marilyn Glenville aufsuchen, beklagen sich über eine ganze Reihe von Problemen. Blutungen, extreme Empfindlichkeit der Brüste und schreckliche PMS ähnliche Symptome. Sie behaupten alle, daß die Probleme anfingen, nachdem sie die Progesteroncreme benutzt hatten. Nachdem sie die Creme abgesetzt hatte, bekam eine Frau schwere Hitzewallungen, die sie jedoch vor dem Gebrauch der Creme nicht gehabt hatte *(Natural Alternatives to HRT - Natürliche Alternativen zur Hormonersatztherapie - Kyle Cathie, 1997).*

Hormone kontra Ernährung

Dr. Ellen Grant, eine strenge Kritikerin des "natürlichen" Progesterons, sagt, daß Dr. Lee bei seiner Argumentation für Progesterpräparate drei sehr wichtige Fehler macht. Er scheint Sexualhormone mit lebenswichtigen Nährstoffen wie Mineralien, Vitaminen und essentiellen Fettsäuren zu verwechseln, welche wir unser ganzes Leben lang durch die Nahrung zu uns nehmen müssen.

Hormone nehmen wir nicht mit der Nahrung zu uns, sondern sie werden vom eigenen Körper produziert. Dr. Grant argumentiert, daß in Kulturen, in denen die Frauen sehr leicht durch die Menopause kommen, die Vitamine und Mineralien in den Nahrungsmitteln dafür verantwortlich sind, nicht der Progesterongehalt der Nahrung.

Dr. Gina Schoental hat Tierversuche durchgeführt, die demonstrieren, daß selbst geringe Mengen von zusätzlichem Progesteron, Östrogen oder Testosteron, welche in den Schlüsselzeiten der Schwangerschaft gegeben werden, die körperliche und geistige Entwicklung und die sexuelle Orientierung tiefgreifend beeinflussen können.

Zur Sicherheit machen wir während der Fortpflanzung unsere eigenen Sexualhormone aus Cholesterin - wenn wir sie brauchen. Es ist unmöglich, dieses empfindliche System nachzuahmen, indem wir uns auf so grobe Weise künstliche Hormone zuführen, egal ob nun als Pillen, Cremes, Pessare oder Spritzen.

Synthetische Progesterone (die Pille) werden nicht zerstört, wenn sie oral eingenommen werden. Um die gleiche Wirkung wie bei natürlichen Hormonen zu erzielen, werden 1000-5000mal höhere Dosierungen gegeben. Daher kommt die aktuelle Mode, Progesteron zum Einreiben zu nehmen, um den Darm zu umgehen.

“Dr. Lee scheint zu glauben, daß *natürliches* Progesteron sicher ist, während die synthetischen Progesterone gefährlich sind. “Das ist Quatsch,” so der Kommentar von Dr. Grant. “Während der gesamten dreißig Jahre, in denen natürliches Progesteron verschrieben wird, habe ich persönlich Patientinnen gesehen, die unter unregelmäßigen Blutungen, schwerer Migräne, Gewichtszunahme, Beinkrämpfen und schmerzenden Brüsten gelitten haben.“

Die vielen Gesundheitsrisiken der oralen Verhütungspille, die gut dokumentiert sind, rühren daher, daß die Pille hauptsächlich wie Progesteron wirkt - denn das bedeuten Wörter wie “Progestogen“ oder “Progestin“ wirklich. Der Einfluß des Östrogens in der Verhütungspille ist relativ gering. Die Langzeitwirkungen der von außen zugefügten Hormone auf die Hirnanhangsdrüse wie z.B. die exzessive Ausschüttung des Milchhormons Prolactin sind gut belegt. Wenn eine Frau unregelmäßige Blutungen hat, erhöht die Einnahme der Pille das Risiko eines Tumors der Hirnanhangsdrüse (Prolactinoma um ein 7,7faches). In der Oxford/FPA-Studie, eine der wichtigsten britischen Studie über die Pille, brauchten viele Frauen bis zu zwei Jahre, bis sie ihre Fruchtbarkeit (Blutungen) wiedererlangten, nachdem sie mit der Einnahme der Pille aufgehört hatten.

Einige hatten eine verfrühte Menopause, meistens aufgrund einer Fehlfunktion der Hirnanhangsdrüse oder der Eierstöcke.

Es wird viel über dieses angeblich neue Gelbkörpermangelsyndrom (LDSX) geredet, bei dem die Frauen nach dem Eisprung niedrige Progesteronwerte und längere Zyklen haben und dadurch ein höheres Risiko haben, während der Schwangerschaft abnormale Föten und Fehlgeburten zu bekommen. Jedoch können rückgängige Hormonausschüttungen nicht durch von außen zugeführten Östrogene oder Progesterone aufgestockt werden. Wenn man Progesteron verabreicht, und sei es als Creme, vergrößert man das Risiko, daß Mutter und Kind Schaden nehmen. Die wirkliche Ursache des Problems ist oft ein Mangel an lebenswichtigen Nährstoffen, vor allem Zink.

"Exogene (von außen zugeführte) Hormone vergrößern das Problem, da sie zusätzlichen Zink- und Magnesiummangel verursachen und schließlich das Kupfer abbauen," sagt Dr. Grant. "Wenn im weiblichen Körper Zinkmangel herrscht, wird die eigene Hormonproduktion beeinträchtigt. Tatsächlich können alle exogenen Steroidhormone die Ausschüttung der körpereigenen Hormone durch die Hirnanhangsdrüse bzw. die Eierstöcke blockieren."

Im allgemeinen stimulieren die Östrogene das Immunsystem und erhöhen die Antikörperproduktion. Progesteron und Testosterone verursachen jedoch in vielen Fällen eine Unterdrückung des Immunsystems *(J of Immunol 1988; 141: 91)*. Progesteron ist sogar ein noch stärkerer Immunsupressor als die Nebennierensteroide. Progesteron kann auch als CO-Karzinogen (krebserzeugend) wirken, meistens zusammen mit Viren und Chemikalien *(Potential Carcinigenic Hazards from Drugs, 1967; 7 : 162-71, Springer Verlag; Berlin, N Y)*.

Beide weiblichen Hormone wirken zusammen und dehnen und entwickeln Blutgefäße und verbreiten so Infektionen und Krebs *(E. Grant, Sexual Chemistry, Cedar, 1994, Lancet 1994; 343 : 926)*. Progesteron verstärkt zusätzlich die Melaninbildung, ein weiterer Grund, Cremes zu vermeiden. Obwohl Dr. Lee den Gebrauch des Progesterons zum Einreiben zur Behandlung der Osteoporose empfiehlt, hat es sich gezeigt, daß Progesteron in Form von DMPA sogar genau diese Krankheit verursacht *(BMJ 1993; 303: 13-6)*.

Forscher haben herausgefunden, daß Osteoporose, die übrigens Männer wie Frauen befällt, durch Ernährungsmängel hervorgerufen wird. "Exogene Hormone können Symptome auf dramatische Weise unterdrücken und so medizinische Laien täuschen," sagt Dr. Grant, "aber auf lange Sicht haben sie oft katastrophale Auswirkungen." Eine abwechslungsreiche Ernährung, die viel Eiweiß enthält, wenig allergene Substanzen und kombiniert wird mit Nahrungsergänzungen ist eine viel sicherere und effektivere Art, die Hormonproduktion einer Frau wiederherzustellen.

4

Gebärmutter-entfernung.

Die chirurgisch herbeigeführte Menopause

Es gibt bei Ärzten einen Witz darüber, wie sie reagieren, wenn eine Frau mit gynäkologischen Problemen zu ihnen kommt. Die Diagnose: Sie leidet unter chronischer hartnäckiger Gebärmutter (CPU). Die Lösung: Gebärmutterentfernung.

Tatsächlich ist die Gebärmutterentfernung, also die chirurgisch herbeigeführte Menopause, oder etwas richtiger, die Kastration der Frauen, eine der am häufigsten durchgeführte Operation beim weiblichen Geschlecht. In manchen Ländern wird die Zahl der Gebärmutterentfernungen nur von der Zahl der Kaiserschnitte übertroffen. In der USA ist die Wahrscheinlichkeit 1:3, daß eine Frau bis zum Alter von 60 Jahren eine Gebärmutterentfernung machen läßt.

In Großbritannien ist es nur wenig besser. Die Wahrscheinlichkeit beträgt 1:5. Die Mehrzahl der Gebärmutterentfernungen wird an Frauen im Alter zwischen 20 und 49 durchgeführt. Im großen und ganzen sind Gebärmutterschleimhautkrebs, invasiver Gebärmutterhalskrebs und unkontrollierbare Nachgeburtsblutungen die einzigen medizinischen Indikationen für eine Gebärmutterentfernung. Doch gemäß einer kürzlich durchgeführten Umfrage machen Gebärmutterentfernungen aus diesen Gründen nur etwa 10% der durchgeführten Operationen aus *(Hospital Episodes Statistics 1993-94, HMSO, London).* Dies wirft die Frage auf, ob die verbleibenden 90% der Gebärmutterentfernungen angemessen sind? Diese Frage muß innerhalb des Medizinerberufes jedoch erst noch gestellt werden.

Obwohl Gebärmutterentfernungen seit hundert Jahren ausgeführt werden, sind praktisch noch keine strengen Kriterien festgelegt worden, um zu identifizieren, in welchen Fällen diese Operation angemessen ist und in welchen nicht *(Soc Sci Med, 1982; 16: 811-24).*

Das Kriterium, welches am häufigsten angewendet wird, ist, daß die betreffende Frau nicht den Wunsch haben sollte Kinder (oder weitere Kinder) zu bekommen. Dies verstärkt die Idee, daß die Gebärmutter außer zur Fortpflanzung keine nützlich Funktion erfüllt.

Abgesehen von ihrer Rolle bei der Geburt, wurde die Gebärmutter noch gar nicht ausführlich erforscht. Dies führte zu der immer noch vorherrschenden Meinung, daß die Gebärmutter nur für zwei Dinge gut sei: Babys können in ihr wachsen - und Krebs.

Es scheint also, als würde die vorherrschende medizinische und soziale Meinung bestimmen, wer auf dem Operationstisch landet - und nicht die

Krankheit. Zum Beispiel nehmen mehr männliche als weibliche Gynäkologen Gebärmutterentfernungen vor *(N Eng J med, 1985, 313: 1482).* Schwarze Frauen müssen viel eher eine Gebärmutterentfernung über sich ergehen lassen als weiße. 65% im Gegensatz zu 28% *(Ob Gyn, 1993; 82: 757-64).*

Die Raten der Gebärmutterentfernungen können im gleichen Krankenhaus von Arzt zu Arzt variieren. Innerhalb der USA gibt es große Unterschiede zwischen den verschiedenen geographischen Regionen. Die Frauen in den ärmeren Gebieten des Südens, oft Patientinnen der öffentlichen Kliniken, haben die höchsten Raten an Gebärmutterentfernungen im ganzen Land *(siehe The Hysterectomie Hoax, New York: Doubleday, 1994).*

Fehler und Geld spielen auch eine Rolle. In einer Studie über Gebärmutterentfernungen wegen Gebärmutterhalskrebs wurden erstaunliche 31% der Operationen trotz normalem PAP-Abstrichtest und negativer Gebärmutterhalsuntersuchung durchgeführt. 5% wurden vorgenommen, weil die Ärzte den Pathologiebericht falsch lasen *(Ob Gyn, 1992, 79: 485-9).*

Eine kürzliche Untersuchung von Vorsorgeplänen enthüllte, daß 16% der Gebärmutterentfernungen, die gemäß diesen Plänen durchgeführt wurden, aus unzureichenden Gründen gemacht worden waren *(JAMA; 1993; 269: 2398-402).*

Dies geschieht, weil die privaten Krankenversicherungen alternative Heilmethoden nicht billigen und sie deshalb auch nicht bezahlen. Vielleicht hat dieser Umstand einen amerikanischen Arzt dazu bewegt, folgendes zu schreiben: "Viel öfter ist die Indikation (für eine Gebärmutterentfernung) eine kooperative Patientin mit einer Gebärmutter und einer guter Krankenversicherung" *(N Eng J Med, 1993, 399: 276).*

Gebärmutterentfernung - warum eigentlich?

Die am häufigsten genannten Gründe für eine Gebärmutterentfernung sind: Myome (30 %), Endometriose (20%), Scheidenprolaps (Vorfall - 15%) und Hyperplasie (Zellvermehrung) der Gebärmutterschleimhaut und eine Hyperplasie bei der sich die Zellen der Gebärmutterschleimhaut sehr schnell entwickeln (6%). Die restlichen 29% der Operationen werden aus verschiedenen Gründen vorgenommen, wie starke Blutungen, Beckenschmerzen,

Unterleibsentzündungen und Eierstockzysten *(N Eng J Med, 1993, 328: 856-60)*.

Doch es ist die schon richtiggehend ansteckende und meistens unbegründete Angst vor Krebs, die dazu führt, daß Chirurgen Gebärmutterentfernungen durchführen und Frauen dieser Prozedur zustimmen. In vielen Fällen ist es weder als Vorsorgemaßnahme noch aus sonst einem Grund notwendig.

Ein kürzlich erschienener Bericht zu dem Thema kam zu dem Schluß, daß "Krebsprävention allein keine Rechtfertigung für eine Gebärmutterentfernung ist" *(New Eng J Med, 1993, 328: 856-60)*. Zum Beispiel stellt sich bei nur zwei von 1.000 Myomen heraus, daß diese sich zu Gebärmutterkrebs entwickeln. Da die Sterblichkeitsrate bei Gebärmutterentfernungen bei 1 zu 1.000 liegt, ist das Risiko, an der Operation zu sterben, in Wirklichkeit größer als das Krebsrisko.

Das Beste ist immer noch, zu beobachten und abzuwarten *(Ob Gyn, 1992, 79: 481-4)*. Einige Ärzte sagen, daß große Myome bei Unterleibsuntersuchungen es ihnen unmöglich machen, Eierstockkrebs zu entdecken. Doch dieses widerspricht den Studien, daß in 75% der Fälle die Krankheit erst dann entdeckt wird, wenn sie sich schon über die Eierstöcke hinaus verbreitet hat *(N Eng J of Med, 1985, 312: 415-9)*. Auf jeden Fall hat sich Ultraschall bei der Untersuchung der Eierstöcke als sehr effektiv erwiesen *(Br Ob Gyn, 1990, 97: 304-11)*. Es ist einfach nicht gerechtfertigt, ein Organ zu entfernen, nur damit man an einem anderen einen möglichen Krebs leichter feststellen kann.

Eine Gebärmutterhyperplasie kann sich auch zu Krebs entwickeln, obwohl das nur in etwa 1-3% der Fälle vorkommt (Cancer, 1985; 56: 403-12). Selbst wenn man sich dem fragwürdigen Instrument der Schulmedizin bedient, ist Progestin hier sehr effektiv und beseitigt das Risiko meistens innerhalb eines halben Jahres (obwohl es Sie natürlich den anderen Krebsrisiken der Hormonersatztherapie aussetzt). Danach sollte eine Gebärmutterentfernung in Betracht gezogen werden, sofern die Hyperplasie hartnäckig ist. Gebärmutterschleimhautkrebs kommt meistens bei Frauen zwischen 50 und 70 vor. Darum sind die vielen Gebärmutterentfernungen bei jüngeren Frauen wohl kaum gerechtfertigt.

Es hat sich auch gezeigt, daß die Entfernung des Gebärmutterhalses als Präventivmaßnahme, das Krebsrisko keinesfalls beseitigt - es verschiebt das

Risiko nur und das vaginale Epithel (die äußere Schicht) ist nun in Gefahr. Da der Gebärmutterhals bei der sexuellen Stimulation und beim Orgasmus eine wichtige Rolle spielt, sollte er ohne richtige Indikation nicht entfernt werden *(J Rep Med, 1993, 38: 781-90)*. Eine neue chirurgische Methode ist die subtotale (teilweise) Gebärmutterentfernung, bei welcher der Gebärmutterhals und Teile der Gebärmutter erhalten bleiben.

Komplikationen und Nebenwirkungen

Nach und nach wissen wir nun immer mehr über die Kurz- und Langzeitkomplikationen der Gebärmutterentfernung. Es gibt jedoch immer noch keine allgemeine Übereinstimmung darüber, was als "schwerwiegende" oder "ernste" Komplikation zu definieren ist *(Am Ob Gyn, 1992, 144: 841-8)*. Diese können je nach Art der Operation schwanken, und zwar zwischen 24% bei der vaginalen Gebärmutterentfernung und 43% bei einer Gebärmutterentfernung durch die Bauchdecke (Am J Ob Gyn, 1982; 144: 841-8). Infektionen, Fieber und Harnverhaltung sind die postoperativen Probleme, die am meisten verbreitet sind. Das Risiko eines tödlichen Blutgerinnsels in der Lunge erhöht sich ebenfalls nach einer Gebärmutterentfernung, genauer gesagt 1 zu 5.700, vor allem bei Frauen über 50 *(Br J Ob Gyn, 1994; 101: 468-70)*.

Bei Frauen, deren Gebärmutter entfernt wurde, ist die Wahrscheinlichkeit größer, daß sie an Verstopfung und Darmproblemen leiden *(Pulse vom vierzehnten August 1993)*. Die Zahlen der American Association of Gynecological Laparascopists schätzen, daß 3 von 10.000 Frauen an dieser Operation sterben und daß es bei 15 von 100 Operationen zu schweren Komplikationen kommt *(WDDTY; Band 4, Nr. 12)* Der vaginale Weg kann versagen, wenn die Gebärmutter nicht ordentlich eingeschätzt wird. Wenn die Gebärmutter 300g - 999g wiegt, ist die Versagensquote 16%, doch wenn die Gebärmutter 100-199 g wiegt ist die Versagensquote nur 5% *(Ob Gyn, 1995, 86: 60-4)*. In diesen Fällen muß der Chirurg mitten in der Operation eine Entfernung durch die Bauchdecke umsteigen. Dies erhöht die Möglichkeit postoperativer (nach dem OP) Komplikationen. Bei der vaginalen Gebärmutterentfernung ist die Wahrscheinlichkeit, daß man weitere unerwartete Operationen vornehmen muß, mehr als doppelt so hoch. Meistens geht es darum, Blasen- oder Darmverletzungen zu beheben oder eine Blutung zu kontrollieren *(Am J Ob Gyn, 1982; 144: 841-8)*. Bei einer Gebärmutterentfernung durch die Bauchdecke kommen immer häufiger die Harnleiter zu Schaden *(Am J Ob Gyn, 1992; 167: 756-7)*.

Harnprobleme wie zum Beispiel Inkontinenz (unfreiwilliger Abgang von Harn) sind gut belegt und können als Ergebnis von Nervenschädigungen während der Operation auftreten, da sich die Blase nahe bei der Gebärmutter befindet *(Br J Urol, 1989; 64: 594-9)*.

Zwischen 33% und 46% der Frauen, die sich einer Gebärmutterentfernung oder Oophorektomie (Entfernung der Eierstöcke) unterzogen haben, leiden hinterher unter einem verminderten Sexualtrieb *(Am J Ob Gyn, 1981; 140: 725-29)*. Wenn der Chirurg die Technik nicht beherrscht, bei der die Scheide vorsichtig von dem Gebärmutterhals abgeschält und danach in ihrer ursprünglichen Größe wiederhergestellt wird, kann es sein, daß die Scheide am Ende bedeutend kürzer ist und ein Geschlechtsverkehr fast unmöglich wird. Die Fähigkeit des Chirurgen kann auch die Erkrankungshäufigkeit in Bezug auf Blutverlust, Länge des Krankenhausaufenthalts, dem Vorkommen von Bluttransfusionen und Blasenstörungen zum besseren oder schlimmeren beeinflussen, und zwar bis zu drei Monate nach der Operation *(Gyn Onc, 1993; 51: 39-45)*.

Eine Krebszeitbombe

Bei ungefähr 40% der Gebärmutterentfernungen wird auch ein Eierstock entfernt, manchmal auch beide, und auch die Eileiter. Die konventionelle Weisheit ist, daß wenn man die Eierstöcke einer Frau nicht mitentfernt, ist das so, als würde man eine Krebszeitbombe in ihrem Körper lassen. Forschungen bestätigen diese Annahme nicht. Frauen, die Eierstockkrebs haben, hatten nur in 5% aller Fälle zuvor eine Gebärmutterentfernung. Wenn man das aus einem anderen Blickwinkel betrachtet, bedeutet es, daß nur 0,2% der Frauen, die sich einer Gebärmutterentfernung unterziehen, später Eierstockkrebs bekommen werden *(Fertil Steril, 1984; 42: 510-4)*.

Es kann also sein, daß die Operation überhaupt nichts nützt. Man nimmt an, daß die genetische Anfälligkeit für Eierstockkrebs mit der Anfälligkeit für andere Formen von Unterleibskrebs im Zusammenhang steht. In einer

Studie wurden Frauen, die eine genetisch bedingte Anfälligkeit für Eierstockkrebs hatten, vorsorglich die Eierstöcke entfernt. 10% von ihnen bekamen dann eine andere Form des Unterleibskrebses *(Lancet, 1982, 2: 795)*.

Studien haben ergeben, daß wenn einer Frau vor der Menopause die Eierstöcke entfernt werden, bei dieser Frau anschließend desöfteren schwere, menopausale Symptome auftreten *(Am Jr Ob Gyn, 1993, 168: 765-71)*.

Selbst wenn die Eierstöcke erhalten bleiben, versagen sie oft sehr früh, was dazu führt, daß eine Frau in jungen Jahren schon menopausale Hormonwerte hat *(Fertil, Steril, 1987, 47: 94-100)*.

Oftmals gibt es auch keine medizinische Indikation für die Entfernung der Eierstöcke. Viele Krankenhäuser verlangen einfach als Teil ihrer Verfahrensweise die Entfernung der Eierstöcke bei einer Gebärmutterentfernung. Dies wird den Frauen normalerweise gar nicht mitgeteilt und deshalb sollte eine Frau, wenn sie eine Gebärmutterentfernung in Erwägung zieht, sich darüber im klaren sein, wie dies in ihrem örtlichen Krankenhaus gehandhabt wird. Wenn sie mit der Vorgehensweise nicht einverstanden ist, sollte sie in ein anderes Krankenhaus gehen.

Schließlich hören die Eierstöcke einer Frau nicht auf zu arbeiten, wenn sie Mitte vierzig ist. Doch das ist die übliche Begründung für eine Entfernung der Eierstöcke bei älteren Frauen. Studien belegen, daß die Eierstöcke weiterhin Androgen produzieren. Dieses Hormon wird im Körper einer Frau, die in der Menopause ist, in den Fettablagerungen des Körpers in Östrogen verwandelt und schützt das Herz und die Knochen *(Fertil Steril, 1984; 42 : 510-4)*. Synthetische Hormone erfüllen diese Aufgaben nicht so gut und die Eierstöcke sollten zweifellos um jeden Preis erhalten werden.

Alternativen zu einer Gebärmutterentfernung

Wir sollten nicht vergessen, daß die einzig wirklichen Indikationen für eine Gebärmutterentfernung folgende sind: Unkontrolliertes Bluten - vor allem bei einem Kaiserschnitt, Gebärmutterschleimhautkrebs oder invasiver

Krebs. Viele Krankheiten, die heutzutage mit einer Gebärmutterentfernung "behandelt" werden, können mit weniger aggressiven Methoden gelindert oder gar geheilt werden und Ihren Körper intakt lassen.

Bei allen abnormalen gynäkologischen Zuständen, wie polyzystische Eierstöcke, zu starker Blutverlust bei Perioden, azyklische Blutungen, schwere Blutungen, Endometriose und Myome machen Sie zuerst folgendes:

* **Lassen** Sie die Hormonwerte Ihrer weiblichen Hormone überprüfen. Dazu gehören: Östrogen, Progesteron, Luteinusierungshormon und das follikelstimulierende Hormon, die mit einem einfachen Bluttest überprüft werden können.

* **Lassen** Sie sich von einem Naturheilkundler beraten, denn das ist die am wenigsten belastende Form der Therapie. Agnus castus (Mönchspfeffer) ist ein nichthormonelles Kraut, welches auf die Hirnanhangsdrüse einwirkt, so daß diese die weiblichen Hormonwerte natürlich reguliert. Der alternative Kolumnist Harald Geier hat die Erfahrung gemacht, daß dieses Kraut hohe Erfolgsraten bei der Regulierung der oben erwähnten Krankheiten hat, und es gibt Beweise, daß es Myome reduziert hat.

Wenn Sie Myome haben, können Sie auch....

* **Beobachten** und Abwarten, denn Myome sind östrogenabhängig. Sie können nach der Menopause aufhören zu wachsen und schrumpfen bzw. verschwinden vollständig. Sie können auch entarten, wenn der Tumor zu groß für seine Blutzufuhr wird. Dem Myom fehlt dann Sauerstoff und das Zentrum des Myoms registriert diesen Sauerstoffmangel als Schmerz, so wie das eine erfrorene Zehe macht. Der Schmerz kann recht stark sein, ist aber nicht lebensbedrohend. Das Myom kann innerhalb einer Woche schrumpfen oder ganz verschwinden, und der Schmerz mit ihm.

* **Achten** Sie auf ihre Ernährung. Schränken sie den Verzehr von Nahrungsmitteln ein, die die Östrogenproduktion stimulieren. Dazu gehören: Milchprodukte, rotes Fleisch, Huhn und raffinierter Zucker. Ernähren sie sich fettarm und ballaststoffreich. Folgende Nahrungsergänzungen können

dazu beitragen, Symptome zu lindern: Methionin, Chorin und Inositol (jeweils 1000mg täglich), Magnesium (bis zu 800 mg täglich) und eine gute Vitamin B Ergänzung.

* **Stellen** sie sicher, daß sie keine Kadmiumvergiftung haben. Kadmium kommt in beschichteten Pfannen, Zigarettenrauch und in einer sehr verschmutzten Umgebung vor und kann größere Eierstock- und Gebärmuttertumore erzeugen. Eine Haaranalyse und eine Mineralienanalyse werden Ihnen ein Kadmiumprofil geben können. Wenn Ihre Kadmiumwerte hoch sind, können sie das Kadmium homöopathisch aus dem Körper entfernen. Dies wird das Gewebewachstum rückgängig machen.

* **Probieren** Sie auch Kräuter und die Homöopathie aus. In der Homöopathie haben Experimente gezeigt, daß das Parathormon (Parathyroidiunum) und Kobalt bei Myomen indiziert sind *(Allg Homöop. Zeitung, 1958; 203(9): 419-35; Cahiers de Biotherapie, 1971; 29: 1-14).*

In der asiatischen Medizin werden Myome für gewöhnlich mit der Stagnation des Feuchten Phlegmas, Chi oder Bluts in Verbindung gebracht Man nimmt an, daß dies durch emotionale Stagnation, durch übermäßigem Verzehr von Kuhmilchprodukten oder Geschlechtsverkehr vor dem achtzehnten Lebensjahr hervorgerufen wird. Man ist der Meinung, daß vor dem achtzehnten Lebensjahr die Körperenergien noch nicht reif genug für den Geschlechtsverkehr sein.

Gemäß der chinesischen Medizin ist auch emotionales Ungleichgewicht im Teenageralter ein Grund dafür *(S. Gascoigne, Das Handbuch der konventionellen Medizin für Alternative Heilpraktikerx - The Manual of Conventional Medicine for Alternative Practioners, Vol II, Jigme Press, Dorking,1994).*

Das traditionelle Kräuterheilmittel Keishi-Bukuryo-Ga - KBG (wie auch Kuei-Chih-Fu-Ling-Wan) wird oft bei der Behandlung von Menstruationsstörungen wie schwere oder ausbleibende Blutungen oder Unfruchtbarkeit angewendet. Diese Kräutermixtur wird aus fünf Bestandteilen zusammengestellt: Kassiarinde, Pfingstrosen, Lactifloraxwurzel, Dörrpflaumensamen und Poria cocos aus der Wurzelrinde der Suffruticosax Pfingstrose. Eine Studie zeigte, daß KBG Endometriose verhinderte, indem sie das dicker werden der Gebärmutterschleimhaut blockierte. Eine weitere Studie derselben Forscher untersuchte die Wirkung von KBG an 110 Patientinnen mit Myomen. Sie fanden heraus, daß sich bei über 90% der Frauen die Symptome der abnormalen und schweren Perioden verbesserten und daß die Myome bei 60% der Frauen schrumpften *(Am J. Chin. Med, 1992, 20(3-4): 313-7).*

* **Wenn** das alles nicht hilft, überlegen Sie sich bitte, ob sie einen chirurgischen Eingriff für die Myome in Betracht ziehen, und zwar nur für die Myome. Damit sind nicht die Fälle gemeint, bei denen die Myome keine Symptome hervorrufen; sie schrumpfen sowieso nach der Menopause *(Ob gyn, 1992, 79: 481-4).* Der am wenigsten invasive Eingriff ist eine Myomektomie, zu deutsch die Entfernung des Myoms, bei der die Gebärmutter intakt bleibt, obwohl die Ignoranz über diese Technik sehr weit verbreitet ist. Diese Operation dauert viel länger als eine Gebärmutterentfernung und erfordert ein größeres chirurgisches Geschick. Wenn sie noch nicht in den Wechseljahren sind, müssen sie sich dessen bewußt sein, daß die Myome in 30% der Fälle nachwachsen können.

Bei allgemeinen Unterleibsschmerzen....

* **Eine** Gebärmutterentfernung führt in fast 22% der Fälle nicht zur Linderung der Unterleibsschmerzen (Ob Gyn, 1990, 75:676-9). Es kommt vor, daß Frauen, die über Unterleibsschmerzen klagen, nicht richtig untersucht werden bzw. nicht korrekt auf ihre gesamte medizinische Geschichte eingegangen wird. Man glaubt, daß es menstruelle Probleme sind und das stimmt ganz und gar nicht. Eine Studie enthüllte, daß nicht diagnostisierte Symptome, die sich normalerweise während der Periode verschlimmern, dazu führen, daß sich Frauen unnötigerweise einer Gebärmutterentfernung unterziehen, was jedoch die Symptome nicht lindert *(Ob Gyn Survey,1994; 49: 505-79).* Die wirksamste Linderung für Unterleibsschmerzen scheint ein multidimensionaler Ansatz zu sein, zu dem unter anderem Bewegung, die Umstellung der Ernährung und eine psyochologische Beratung gehören *(Ob Gyn, 1991; 988-92).* Eine weitere mögliche Ursache ist Streß.

Bei schweren Perioden oder Endometriose...

* **Hüten** Sie sich vor synthetischen Hormonen. Vielen Frauen mit Menstruationsproblemen wird zunächst einmal die Pille verschrieben, die einige Erleichterung bringen kann. Frauen mit Endometriose werden auch Gonatropinhemmer wie Danazol verschrieben, die durch Blockierung der Östrogenproduktion die Menopause herbeiführen. Diese Medikamente bringen das Risiko mit sich, einige speziell weiblichen Krebsarten hervorzurufen *(siehe WDDTY Band 5 Nr. 10 und Band 5 Nr.8).*

* **Phytoöstrogene** sind sicherer. Kräuter oder Gemüse, die hohe Werte pfanzlichen Östrogens (Phytoöstrogene) enthalten, wie Rhabarber, Alfalfa, Ginseng, Fenchel und Sellerie können dazu beitragen, ihre Hormonwerte zu regulieren und bergen nicht die gleichen Gesundheitsrisiken wie andere Östrogene *(J Alt Comp Med, 1993, 11: 13-6).*

* **Nehmen** Sie ab, wenn Sie übergewichtig sind. Schwere Blutungen können mit Übergewicht zusammenhängen und abnehmen kann somit helfen.

* **Wenn** alle andere Maßnahmen versagen, ziehen sie eine weniger drastische Operation in Betracht. Lassen Sie diese jedoch nur von einem sehr erfahrenen Chirurgen durchführen. Wenn gutausgebildete Ärzte eine Endometrialablatio durchführen, bei der die Gebärmutterschleimhaut mit einem Laser weggebrannt wird, so kann Ihnen dies eine große Erleichterung bringen. Doch leider bringt dies auch Risiken mit sich, da in 1% der Fälle eine Perforation der Gebärmutter passiert. Es gibt auch weitere Komplikationen wie zum Beispiel Infektionen, die Eierstock- und Eileiterabszesse verursachen bzw. Schwellungen der Lunge oder des Gehirns *(Br Ob Gyn, 1994; 101: 470-3).* Rund 10% der Frauen erfahren keine Linderung ihrer Symptome und die Prozedur kann eine zukünftige Fruchtbarkeit beeinträchtigen *(Br j ob Gyn, 1994; 101: 470-3).*

So tragen Sie dazu bei, in der Zukunft Krebs zu vermeiden.....

* **Vermeiden** sie Milchprodukte. Es ist bekannt, daß Brustkrebs dort am häufigsten vorkommt, wo der Verzehr von Milchprodukten am höchsten ist

(Schweden, Dänemark, die Schweiz) und in den Ländern am niedrigsten, wo der Verzehr von Milchprodukten am niedrigsten ist, nämlich in Japan, Hong Kong und Singapur *(Am J Ep, 1990; 132: 871-6).* Galaktose, ein Zucker, der bei der Verdauung von Milchprodukten produziert wird, ist mit Eierstockkrebs in Verbindung gebracht worden. Hüttenkäse und Joghurt sind anscheinend die größten Sündenböcke, weil bei ihnen der Milchzucker "vorverdaut" ist, und Galaktose ist hiervon das Endprodukt. Frauen über 35 sind einem besonderen Risiko ausgesetzt, da dies das Alter ist, in dem die Gonadotropinwerte steigen.

* **Senken** sie den Verzehr von tierischem Fett oder verzichten Sie ganz darauf. Eierstockkrebspatientinnen verzehren 7% mehr tierisches Fett in der Form von Butter, fetthaltiger Milch und rotem Fleisch. Außerdem essen sie mehr Joghurt, Hüttenkäse und Eiscreme. Je höher der sozio-ökonomische Status, und je reichhaltiger die Nahrung, desto höher ist die Eierstockkrebsrate *(Lancet, 1989; 2: 66-71; Ob Gyn, 1984; 63; 833-8).*

5

Osteoporose

Heutzutage wird die Medizin immer optimistischer in Bezug auf Osteoporose und verkündet, daß es mehr Möglichkeiten als je zuvor gibt, diese verkrüppelnde Krankheit zu einer Erkrankung der Vergangenheit zu machen. Alles, was man noch tun muß, ist einige Hürden in bezug auf die Behandlung überwinden. Doch diese Hürden sind Fragen grundlegender Wirksamkeit und Sicherheit. Das größte Hindernis ist jedoch, daß einige Lösungen der Osteoporose das Problem vielleicht erst verursachen könnten. Die beliebteste Präventivmedizin für Osteoporose, und einer der Hauptgründe für ihre Verwendung, ist die Hormonersatztherapie. Eine Anzahl von Studien haben tatsächlich gezeigt, daß die Hormonersatztherapie den Knochenschwund bei Frauen verzögert, bei denen die Menopause bereits eingesetzt hat. Doch viele dieser Ergebnisse könnten illusorisch sein. Eine frühe Studie verwirrte viele Enthusiasten der Hormonersatztherapie, weil sie zeigte, daß bei vielen Frauen, die einmal eine Hormonersatztherapie gemacht hatten und die Therapie absetzten, der Knochenschwund schneller voranschritt als bei Frauen, die keine Hormonersatztherapie gemacht hatten *(Lancet, 1979; ii: 33).*

Jedoch haben spätere Untersuchungen gezeigt, daß man die Hormonersatztherapie mindestens sieben Jahre lang machen muß, damit sie eine präventive Langzeitwirkung auf die Knochenmineralien hat.

Selbst dies mag nicht genug sein, um Frauen im Alter von 75 und älter vor Knochenbrüchen zu schützen , denn das ist das Alter, in dem das meiste Risiko besteht.

Die meisten Menschen machen sich nicht klar, daß sich der Knochenschwund beschleunigt, wenn Frauen damit aufhören Östrogene einzunehmen. Sie holen also die Frauen, die nie eine Hormonersatztherapie gemacht haben, sehr schnell ein. Wenn sie das Alter von 80 Jahren erreichen, verlieren die Frauen, die 10 Jahre lang eine Hormonersatztherapie gemacht haben und gleich nach der Menopause damit angefangen haben, 27% ihrer ursprünglichen Knochendichte, während diejenigen Frauen, die niemals eine Hormonersatztherapie gemacht haben, ungefähr 30% ihrer ursprünglichen Knochendichte verlieren. Die einzige Lösung ist also, gleich beim Beginn der Menopause mit der Hormonersatztherapie anzufangen und sie für den Rest des Lebens zu machen. Dagegen muß man natürlich das extrem erhöhte Risiko abwägen, Brustkrebs oder Gebärmutterschleimhautkrebs zu bekommen.

Es ist erwiesen, daß die Hormonersatztherapie das Risiko für Brust- und Gebärmutterschleimhautkrebs erhöht. Dieses Risiko erhöht sich immer mehr, je länger eine Frau die Hormonersatztherapie einnimmt.

Im Gegensatz zu dem, was die meisten Ärzte glauben, ist die Wirkung des Östrogens zeitlich begrenzt. Obwohl Östrogen die Geschwindigkeit verringern mag, mit dem alte Knochen abgebaut werden, verlangsamt sich die Bildung neuer Knochen allmählich nach drei bis fünf Jahren. Tatsächlich kam eine Übersicht von 31 Studien über Osteoporose zu dem Schluß, daß Östrogen bei der Verzögerung des Eintretens von Osteoporose keinen "signifikanten Nutzen" habe *(Am J Med, 1988; 85: 847-50).*

Eine Studie verglich postmenopausale (nach dem Einsetzen der Menopause) Frauen, die eine geringe Knochenmineraliendichte (BMD) hatten. Sie verglich Frauen, die nur Sport trieben, mit Frauen, die Sport trieben oder Kalziumergänzungspräparate einnahmen und eine Hormonersatztherapie machten. Sie kam zu dem Schluß, daß Knochenverluste durch Sport und Kalziumpräparate, oder Sport und eine Hormonersatztherapie verlangsamt oder verhindert werden kann. Obwohl das letztere effektiver beim Aufbau von Knochenmasse war, gab es jedoch auch mehr Nebenwirkungen. Dazu gehörten Scheidenblutungen bei 52% der Frauen, die ihre Gebärmutter nicht hatten entfernen lassen, verglichen mit 25% der Frauen in der Sportgruppe und der Sport-Kalziumgruppe. Sieben Frauen in der Sport-Hormonersatztherapiegruppe mußten sich einer D&K-Operation (Dilatation und Kürretage) unterziehen.

Verursacht die Hormonersatztherapie eine Osteoporose ?

Die andere große Frage ist, ob Östrogene oder Progesterone eigentlich Osteoporose verursachen? Die Hormonersatztherapie besteht normalerweise aus Östrogen oder einer Östrogen-Progesteron-Mischung. Es hat einige Besorgnis darüber gegeben, ob eine mögliche Verbindung zwischen Progesteron und Osteoporose besteht. Eine kürzlich durchgeführte Studie ergab, daß Frauen, die Medroxyprogesteron als Verhütungsmittel eingenommen hatten und dann damit aufhörten, ihre Wirbelsäulenknochendichte erhöhten. Im Gegensatz dazu erhöhte sich die Wirbelsäulenknochendichte bei Frauen nicht, die das Medroxyprogesteron weiterhin einnahmen oder bei denen, die es nie genommen hatten *(BMJ, vom zwölften März 1994).*

Dr. Kitty Little, eine Forscherin aus Oxford, hat viele Jahre damit zugebracht die Wirkungen von Hormonen auf das Knochenmark zu untersuchen. In einer Reihe von Tierversuchen beobachtete Dr. Little, daß eine Wirkung der Östrogen-Progesteronkombination die ist, daß große Zellen in den Knochen verzerrt werden, was zu einer großen Zunahme abnormal klebriger Plättchen führte oder zu winzigen Blutgerinnseln. Dr. Klein glaubt, daß die Hormonersatztherapie auf lange Sicht Osteoporose eher hervorruft als verhindert, gerade wegen dieser hohen Anzahl kleiner Blutgerinnsel in den Knochen *(Bone behaviour, Academic Press, London, 1973; E. Grant, Sexual Chemistry, Cedar, 1994).*

Man weiß auch, daß andere Medikamente Osteoporose verursachen. Ärzte versichern, daß es bei Steroiden nicht erst Jahre dauert, bis sie Ihren Körper beschädigt haben. Ein bleibender, entstellender Schaden kann nur Wochen später, nachdem Sie mit der Einnahme begonnen haben, entstehen und Osteoporose kann innerhalb einiger Monate eintreten. Nach vier Monaten verursachen Steroide eine Verringerung der Knochenmasse um 8% *(Ann Int Med, vom fünfzehnten November, 1993).* Die Auswirkung auf Ihre Knochen ist genauso wie wenn sie Ihre Eierstöcke entfernen lassen. Selbst geringe Dosierungen inhalierter Steroide (400 Microgramm pro Tag) reduzieren schon die Knochenbildung *(Lancet vom sechsten Juli, 1991).*

Ein anderes großes Fragezeichen schwebt über der Langzeiteinnahme von Thyroxin (gegen eine Schilddrüsenunterfunktion) und dessen Fähigkeit Osteoporose zu verursachen. Eine Studie an LangzeitbenutzernX von Thyroxin ergab keinen Beweis für eine reduzierte Knochendichte *(Lancet, 1992; 340: 9-13),* während eine andere Studie an prämenopausalen Frauen mit einer Hashimoto Thyreoiditis zeigte, daß sie in bestimmten Bereichen des Beins und des Beckens eine niedrigere Knochenmineraliendichte als normal hatten, weil sie eine Thyroidersatztherapie machten.

Es ist nicht bekannt, ob eine Schilddrüsenüberfunktion, die im Frühstadium der Krankheit vorkommt, also bevor die Schilddrüse sozusagen “durchbrennt“, für die Senkung der Knochendichte verantwortlich ist *(JAMA; 1991; 265: 2688-91).* Ein Gebiet, welches mit Sicherheit besorgniserregend ist, sind Frauen, denen eine zu hohe Dosis Thyroxin gegeben wird und die ohne offensichtlichen Symptome eine Überfunktion der Schilddrüse entwickeln. Studien haben ergeben, daß diese Gruppen eine niedrigere Knochendichte haben *(Thyroid, 1994; 4 (3): 319-26).* Das Gleiche gilt für Frauen, die Thyroxin einnahmen und dadurch die Werte des Hormons TSH rapide sank *(Semin Nucl Med, 1995; 25: 205-20).* Man nimmt an, daß die natürliche Schildrüsenmedikation nicht die gleichen Nebenwirkungen hat wie die synthetisierte Form. Dies könnte sich für diejenigen mit einer Schilddrüsenunterfunktion als erfolgreiche Alternative erweisen.

Die Grenzen von Medikamenten

Neben der Hormonersatztherapie gibt es ein Medikament, das sie üblicherweise nehmen müssen, wenn sie schon Osteoporose haben: Natriumetidronat, ein nichthormonelles Medikament, welches sich an die Knochenoberfläche haftet und die Osteoklasten (Zellen, die Knochen zerstören) weniger wirksam macht.

Dies führt angeblich dazu, daß die Osteoblasten (Zellen, die Knochen aufbauen) effizienter arbeiten. Etidronat hat bei der Behandlung der Osteoporose der Wirbelsäule, die einzige Art der Osteoporose für deren Behandlung das Medikament eine Lizenz hat, ziemlich gute Ergebnisse gezeigt. Ironischerweise kann es jedoch die Knochenmineralisation negativ beeinflussen. Dadurch vergrößert es die Knochenschmerzen und das Risiko eines Knochenbruchs, wenn es in hoher Dosierung oder für längere Zeit eingenommen wird. Deshalb wird es immer nur für kurze Zeitabschnitte und in geringen Dosen, höchstens für drei Jahre, verabreicht. Es gab zwei wichtige Studien über Etidronate mit Kalzium (welches als Didronal PMO verkauft wird) und beide Studien wurden von dem Hersteller des Medikaments unterstützt. Eine Studie entdeckte eine bedeutende Zunahme der Knochenmasse und eine 50prozentige Verringerung von Wirbelbrüchen bei der Gruppe, die mit Etidronat behandelt wurde.

Es gab sogar eine größere Verringerung (zwei Drittel) der Knochenbruchrate bei den Patienten, die die niedrigste Knochenmasse hatten. Eines der merkwürdigen Ergebnisse bei dieser Studie war jedoch, daß die Gruppen, die Etidronat erhielten, eine etwas höhere Rate an Knochenbrüchen hatten als die Kontrollgruppe (ausgenommen Brüche der Wirbelsäule). Das führte dazu, daß zwei Ärzte des "Tulane University Medical Centre" in New Orleans argumentierten, daß das Medikament nicht so "außergewöhnlich" ist, wie die Studie uns glauben machen will. Die Autoren der Studie brachten als Gegenargument vor, daß die Brüche durch Traumen hervorgerufen worden seien und nicht durch Osteoporose. Bei denjenigen, die das Medikament nicht nahmen, gab es auch eine leichte Zunahme der Knochendichte der Wirbelsäule, obwohl man erwartet hatte, daß diese abnehmen sollte. Die Autoren erklärten, daß dies zum Teil auf Kalziumergänzungen zurückzuführen war *(N Eng J Med vom zwölften Juli, 1990).*

Gemäß des "Drug and Therapeutics Bulletin" *(vom achten Juni 1992),* sollte die Einnahme von Etidronat nur auf postmenopausale Frauen (daher die Initialien "PMO") beschränkt und nur dann gegeben werden, wenn schon ein Wirbelsäulenbruch entdeckt wurde and die Ostoeporose bestätigt ist (Ironischerweise wurde in der Studie bemerkt, daß dies sehr unwahrscheinlich ist, höchstens die die Patientinnen würden siebzig oder achtzig werden. Daher hat die Einnahme des Medikaments, um weitere Knochenbrüche zu verhindern, "weniger Einfluß"). Trotzdem ist das Medikament dafür lizenziert von Frauen und Männern jeden Alters genommen zu werden. Ärzte haben es schon Frauen als Präventivmedikament verschrieben, bevor sie die Krankheit hatten.

Man weiß, daß Etidronat lange im Knochen bleibt und zwar mit unbekannten Wirkungen. In mindestens einem Fall hat es radioisotopische Knochenabtastungen, ein Test für Osteoporose, behindert *(N Eng J Med, vom sechsten Dezember, 1990).* Kürzlich wurde die Welt von Berichten über die schweren Nebenwirkungen aufgeschreckt, die das Osteoporosemedikament Alendronsäure (Fosamax) ausgelöst hat, nachdem 31 Menschen ins Krankenhaus eingeliefert werden mußten, die das Medikament eingenommen hatten. Weltweit nehmen ungefähr 475.000 Menschen dieses knochenaufbauende Medikament. Man hat Ärzten geraten, ihre Alendronsäure-Patienten über die möglichen Nebenwirkungen zu informieren. Ärzte sollen ihren Patienten empfehlen, daß sie das Medikament mit einem großen (200ml) Glas Wasser 30 Minuten vor dem Essen einnehmen und sich eine halbe Stunde nach der Einnahme nicht hinlegen sollten. Gesundheitsbeamte haben Ärzte geraten, eine vollständige Krankengeschichte von den Patienten aufzunehmen, bevor sie das Medikament verschreiben.

Patientinnen, die eine Ösophagitis (Entzündung der Speiseröhre) oder Abnormalien wie Einengungen der Speiseröhre und Achalasie (Unfähigkeit eines Muskels sich zu entspannen) gehabt haben, sollten das Medikament nicht nehmen.

Der Hersteller Merck Sharpe & Dohme gibt zu, daß die Anzahl derer, die unter einer Speiseröhrenreizung leiden, viel größer ist als die 1,5%, von denen die klinischen Versuche berichten.

Eine weitere beliebte Behandlungsmethode ist die Ergänzung mit Fluorid. Jeder Überschuß an Fluorid wird nicht ausgestoßen, sondern sammelt sich in den Knochen an. Obwohl Fluorid die Knochenmasse und Knochendichte vergrößert, macht es die Knochen gleichzeitig auch brüchiger. In einer klinischen Studie, die über vier Jahre lief, reduzierte die Fluorid- und Kalziumbehandlung die Rate der Wirbelsäulenbrüche nicht. Statt dessen verursachte sie auch noch doppelt so viel Brüche der Hüften. Bei manchen Patienten waren die Schmerzen in den unteren Extremitäten so groß, daß sie Krücken benötigten *(N Eng J Med vom zweiundzwanzigsten März, 1990).* Vier andere kürzlich durchgeführte Studien zeigten in den Gegenden, in denen man dem Trinkwasser Fluorid zusetzte, ein größeres Vorkommen an Hüftbrüchen bei älteren Menschen *(siehe WDDTY, Band 3, Nr. 9).*

Kalziummegadosierungen

Megadosierungen von Kalzium sind vielleicht die beliebteste präventive Medizin. Eine Studie, die von der "Department of Medicine" an der Universität von Auckland in Neuseeland durchgeführt wurde, bekräftigte, was 26 frühere und weniger kontrollierte Studien nahelegten. Die Einnahme von Kalzium kann Osteoporose verlangsamen oder verhindern. Die durchschnittliche Verlustrate der Knochenmineraliendichte war bei der Gruppe, die Kalzium nahm, um 43% verringert. Bei der Kalziumgruppe war der Knochenverlust in den Beinen um 35% reduziert. Im Rumpf war der Knochenverlust gänzlich eliminiert *(N Eng J Med vom achtzehnten Februar 1993).*

Andere Studien zeigen jedoch, daß eine so hohe Dosis wie 2g Kalzium pro Tag, über zwei Jahre hinweg, den Knochenverlust bei postmenopausalen Frauen nicht wesentlich verringert hatte. Ernährungsforscherin Dr. Melvyn

Werbach bemerkt, daß viele Kalziumstudien, die darlegten, daß man 1 Gramm Kalzium oder mehr am Tag benötige, als zu ungenau kritisiert worden war. Die Aufnahme des Kalziums wird auch durch den hohen Phosphorgehalt gestört, der für unsere westliche Ernährungsweise typisch ist.

Die meisten Ärzte empfehlen heutzutage Milch oder Kalziumpillen zu sich zu nehmen, doch das Problem ist viel komplizierter. Bei Biolab in London untersuchte der Forscher Dr. John McLaren Howard die Ernährungsprofile einer Anzahl Patienten mit Osteoporose. Er verglich sie mit Kontrollgruppen, die aus menstruierenden Frauen, post-menopausalen Frauen ohne Osteoporose und postmenopausalen Frauen, die eine Hormonersatztherapie machten, bestanden. Seine erstaunliche Schlußfolgerung: Keine der untersuchten Frauen, ob sie nun Osteoporose hatten oder eine Hormonersatztherapie machten, hatte niedrige Kalziumwerte *(Cur Res in Osteo and Bone Mine Meas II, British Institute Radiology, London, 1992)*.

Dennoch entdeckte Biolab, daß die an Osteoporose erkrankten Frauen einen Mangel an anderen Nährstoffen hatten, die mit der Knochenentwicklung in Verbindung gebracht werden und auch einen Mangel des Knochenenzyms alkalische Phosphatase. Dieses Enzym unterstützt (zusammen mit Magnesium) die Bildung von Kalziumkristallen im Knochen und ist ein Indikator dafür, ob neue Knochen gebildet werden. In Dr. Howards Studie hatten diejenigen Frauen, die eine Hormonersatztherapie machten und Osteoporose hatten, die niedrigsten Werte alkalische Phosphatase. In der Osteoporosegruppe wurden auch niedrige Werte von Magnesium, Zink, Mangan und Vitamin C beobachtet. Diese Werte waren in der Hormonersatztherapiegruppe jedoch noch niedriger. Ein Vitamin C Mangel kann ebenfalls Osteoporose verursachen *(Br J Clin Prac, 1963; 17: 332-40),* Vitamin D ist zur Kalziumabsorption notwendig und Zink und Mangan werden für die Knochenmineralisation benötigt. Man hat auch festgestellt, daß Fluoride die Neubildung alkalischer Phosphatase hemmt (Townsend let Docs, Feb/März 1985).

Die Wichtigkeit von Magnesium

Dr. Guy Abrahams, ein amerikanischer Forscher, der auch die Ernährungsprofile von Frauen mit Osteoporose untersuchte, glaubt, daß nicht Kalziummangel, sondern Magnesiummangel für Osteoporose verantwortlich ist. Magnesium ist übrigens auch notwendig, um alkalische Phosphatase zu aktivieren. Dr. Guy untersuchte zwei Gruppen von Frauen, eine die eine Hormonersatztherapie machte, und eine die eine vorgezogene Menopause hatte. Diese zweite Gruppe bekam außerdem Magnesium. Nach neun Monaten hatte sich die Knochenmineraliendichte der Frauen, die die Magnesiumergänzungen einnahmen, um 11% erhöht, während es bei der Gruppe, die nur eine Hormonersatztherapie machte und keine Ergänzungen bekam, keine erhöhte Knochenmineraliendichte gab.

Obwohl 15 von 19 Frauen eine Knochenmineraliendichte hatte, die unter der lag, die möglicherweise einen Knochenbruch hervorrufen kann, hatten nach einem Jahr nur die Hälfte von ihnen Knochen, die zu dünn waren *(J Nutr Med, 1991; 2: 165-789)*.

Interessanterweise sagt Dr. Ellen Grant, daß aus ihren Studien der Pille in den sechziger Jahren hervorging, daß die Werte der alkalischen Phosphatase auch durch Progesteron reduziert wurden.

Wie genau sind Knochenuntersuchungen

Die weitverbreitete Ansicht, daß bei Frauen, die unter einer niedrigen Knochendichte leiden, die Möglichkeit eines Knochenbruchs größer sei, stimmt nicht. Neue Untersuchungen zeigen, daß nur die Hälfte der Menschen, von denen man annimmt, daß bei ihnen die Gefahr eines Knochenbruches wegen der niedrigeren Knochendichte am höchsten ist, auch tatsächlich Knochenbrüche erleiden.

Trotzdem drängt das Gesundheitsministerium der britischen Regierung darauf, daß sich mehr Frauen durch Densitometrietests untersuchen lassen. In seiner Kritik des jüngsten Berichts der “Advisory Group on Osteoporosis“ (Beratungsgruppe für Osteoporose) fragt Prof. Trevor Sheldon von der Universität von York: “Wessen Interesse wird durch die Empfehlung vermehrter Knochendensitometrietests gedient....dessen der Allgemeinheit oder dessen der Hersteller von Testgeräten und Pharmazeutikas?" Die Beratungsgruppe hat empfohlen, daß die Knochendensitometrie zur Untersuchung von Patienten verwendet wird, bei denen es wahrscheinlich ist, daß sie eine niedrige Knochenmasse haben, wie zum Beispiel Frauen in der Menopause *(BMJ vom dritten Februar, 1996).*

Zur Zeit messen alle Voruntersuchungssysteme die Knochenmineraliendichte. Susan Ott, außerordentliche Professorin an der Universität von Washington/Seattle hat davor gewarnt, daß die Untersuchungssysteme und die verschiedenen Messungstechniken in hohem Maße unpräzise seien. Das ist besonders besorgniserregend, wenn Frauen anhand der Ergebnisse entscheiden müssen, ob sie eine Hormonersatztherapie machen oder nicht. Ott argumentiert außerdem, daß es keinen Sinn machen könnte, die Knochendichte zu messen, da Knochendichte und Knochenstärke nicht unbedingt miteinander im Zusammenhang stehen *(BMJ vom neunten April 1994).*

Selbst wenn die Knochendichte ein Indikator für Knochenstärke wäre, sind solche Veränderungen für gewöhnlich irreversibel. Sehr geringe Knochendichte könnte erst dann entdeckt werden, wenn es sowieso schon zu spät für die effektivsten Interventionen ist *(BMJ vom zweiundzwanzigsten Juli 1995).*

Eine frühere Studie kam zu dem Schluß, daß die Messungen der Knochendichte ein sehr schlechter Vorsorgeuntersuchungstest für zukünftige Hüftfrakturen sei. Diese Studie ergab, daß von allen Frauen die untersucht worden waren, die Höchstrisikogruppe über einen Zeitraum von neun Jahren weniger als die Hälfte der Knochenbrüche hatte *(Ann Intern Med, 1986; 104: 817-23).*

Es überrascht daher nicht, daß die Meinung der Mehrheit in Amerika und Großbritannien gegen willkürliche Vorsorgeuntersuchungen ist. Eine große Übersicht über veröffentlichte Arbeiten zum Thema Tests der Knochenmineraliendichte, kam zu dem Schluß, daß solche Untersuchungen bei der Prävention von Brüchen durch Osteoporose noch niemals erfolgreich gewesen war. Die Messungen variieren zu unterschiedlichen Zeiten und bei verschiedenen Geräten. Die Knochenmineraliendichte weist zwischen den Gruppen, die Knochenbrüche haben werden und denjenigen, die keine haben werden, wenig Unterschiede auf *(Bristol Health Care Evaluation Unit, University of Bristol, 1992).* Trotzdem mag die Messung der Knochenmasse ein wichtiges Instrument bei der Diagnose von Osteoporose bei

Hochrisikogruppen und der Überwachung mancher Patienten sein *(BMJ vom zehnten Juni 1995).*

Sie müssen sich jedoch darüber im klaren sein, daß über die Verläßlichkeit einiger Untersuchungsmethoden ein großes Fragezeichen schwebt. Laut einiger Ärzte in London und Cambridge hat sich eine neue Art der Röntgenabtastung, die bereits für das Testen von Osteoporose vielfach genutzt wird, als sehr unzuverlässig erwiesen. Die duale Absorptiometrie (DEXA) benutzt zwei verschiedene Röntgenstrahlen um die Fettschichten, die Schichten mageren Gewebes und die Knochenmineralien im Körper zu untersuchen.

Doch als Ärzte der St. George`s Medical School in London und des Dunn Clinical Nutrition Centre in Cambridge diese Untersuchungen an denselben sechs Patienten an verschiedenen Stellen durchführten, waren die Ergebnisse der Fettmasse und der Masse an magerem Gewebe sehr unterschiedlich.

Die Hersteller konnten keinen Fehler an den beiden Maschinen entdecken. Diese Schlußfolgerung wurde durch die Tatsache erhärtet, daß die Messungen der Knochenmineralien beides Mal fast gleich war.

An einem Patienten wurden drei Untersuchungen vorgenommen, und es wurde versucht, die Diskrepanz zu entdecken. Die Ablesungen waren jedoch jedesmal unterschiedlich *(Lancet vom dreißigsten September 1995).* Das am häufigsten verwendete System DEXA benutzt niedrigere Strahlendosen als Einzelphoton Absorptiometrie (SPA), die Duale-Photon-Absorptiometrie (DPA) oder die quantitative Computertomographie (QCT). Im Durchschnitt wird die Haut beim DEXA System 1-3 mrad pro Durchleuchtung ausgesetzt (verglichen mit 8-10 mrad pro Durchleuchtung bei einer Röntgenbestrahlung der Brust). QCT verwendet die höchste Strahlendosierung.

Wenn Sie jedoch eine niedrige Anzeige haben, wäre es eine gute Idee, eine zweite Meinung einzuholen bzw. das Alter des Geräts und die Erfahrung des Radiologen zu überprüfen.

Wie sie Osteoporose ohne Medikamente besiegen können

Osteoporose ist eine Krankheit, die vor allem mit ihrer Lebensführung zu tun hat. Es gibt genügend Beweise, daß alleine Sport und eine richtige Ernährung die Krankheit verhindern können *(J Bone Min Res, 1988; 3:145-9)*. Die folgenden Vorschläge sind übrigens auch für Männer gedacht.

* **Machen** Sie regelmäßig Sport, bei dem Sie Gewichte stemmen müssen. Über 100 Studien bestätigen, daß regelmäßige Bewegung wie zum Beispiel stramme Spaziergänge, Rennen, Aerobic, Tennis und Badminton die Knochen stärken und das Risiko, Knochenbrüche zu bekommen, reduziert. Das gilt übrigens für prämenopausale Frauen genauso wie für postmenopausale Frauen oder Männer. Der Sport muß jedoch bei Normalgewichtigen in vernünftigem Rahmen sein. Zu schweres Training und eine unzureichende Ernährung kann bei jungen Frauen eine Amenorrhö (das Ausbleiben der Periode) auslösen und Berichten zufolge Hüftbrüche oder eine Skoliose (eine Deformation der Wirbelsäule) verursachen *(J of Nutr Envir Med, 1995; 5: 41-53)*.

* **Ernähren** Sie sich abwechslungsreich und vollwertig, mit viel Obst und Gemüse. Schränken Sie den Verzehr von Fleisch und überflüssigem Protein stark ein. Denken Sie daran, daß sie Kalzium bei der Verarbeitung von Protein verbrauchen. Manche glauben sogar, daß zuviel Protein für Osteoporose verantwortlich ist *(Siehe WDDTY, Band1, Nr. 6)*. Schränken Sie auch den Verzehr von Koffein und Salz stark ein, denn beides wurde schon mit brüchigen Knochen in Verbindung gebracht. Zuviel Protein und Natrium spielen bei der Entstehung der Krankheit ebenfalls eine Rolle. Doch es herrscht eine allgemeine Übereinstimmung darüber, daß Vitamin C, Phosphor und Kalzium für gesunde Knochen lebensnotendig sind *(Ann Rev Nutr, 1993; 13: 287-316)*. Bei Osteoporose wird oft zuwenig Kalzium absorbiert, vor allem wegen einer Malabsorption im Darm. Dies kann an unzureichenden Vitamin D3 Werten liegen, welches zu Calcitriol synthetisiert wird. Calcitriol ist ein wichtiger Regulator der Kalziumabsorption und ein Stimulant der Knochenbildung, die durch zirkulierende Werte des Parathormons

(PTH), durch Phosphate und Kalziumkonzentrierungen im Serum reguliert wird (Calc Tissue Res, 1991; 49: 4suppl 1 S46-S49; Metabolism, 1990; 39(4 suppl): 3-9)

* **Sonnenschein** und Vitamin D. Vitamin D3 ist eigentlich ein Hormon und kein Vitamin. Vitamin D3 und Calcitriol werden, genauso wie Kortison und Progesteron von den ultravioletten Strahlen im Sonnenlicht aus einer cholesterinähnlichen Substanz in der Haut gebildet. Es erhöht den Prozentsatz an Kalzium, das durch die Darmschleimhaut in den Blutstrom aufgenommen wird und verhindert, daß der Großteil des verzehrten Magnesiums und Kalziums durch den Urin verlorengeht. So recycelt Vitamin D3 den Großteil dieser Mineralien zurück in den Blutkreislauf. Es stellt auch sicher, daß mehr Kalzium in die Knochen geht und dort bleibt *(J Mineral Electr Metab, 1984; 10: 375-8).* Bei älteren Menschen gibt es deshalb Probleme, weil sie sich zuwenig dem Sonnenlicht aussetzen und im Alter die Fähigkeit der Haut, Vitamin D zu synthetisieren, abnimmt *(New Eng J Med, 1981; 305: 372-4).*

Damit Sonnenlicht und Vitamin D die Osteoporose erfolgreich verhindern können, indem sie die Neubildung von Knochen stimulieren und die Parathormonwerte normal halten, muß die Verdauungsfunktion intakt sein und ein ausreichender Vorrat von Kalzium durch die Nahrung aufgenommen werden. Trotz des im Westen vorherrschenden Glaubens, daß man ohne Milch nicht genügend Kalzium zu sich nehmen könne, enthalten Kuhmilchprodukte soviel Phosphor, daß es die Kalziumaufnahme behindert *(D. Downing; Der Diebstahl des Tageslichts. Die Bedeutung des Sonnenlichtes für die Gesundheit, London: Arrow Books Ltd, 1988).*

Menschen, die fünfzig Jahre und älter sind und in Breitengraden leben, wo es nicht viel Sonnenlicht gibt, wird empfohlen pro Tag 200 IUs Vitamin D zu sich zu nehmen *(Rapport due Comite de Revision Scientifique De 100, Ottawa: Approvisionment et Services Canada: No H-49-42/1990E).* Diese Menge an Vitamin D reicht gerade aus, um die jahreszeitlich bedingte Fluktuationen von Calcitriol und Parathormonen bei gesunden, weißen, postmenopausalen Frauen zu verhindern *(N Engl J Med, 1989; 321: 1777-83).* Eine Studie ergab, daß eine tägliche Einnahme von 400 IUs im Jahr bei diesen Frauen den winterlichen Knochenverlust bedeutend reduzierte und ihre Wirbelsäulenknochendichte vergrößerte *(Ann Internal Med, 1991; 115: 505-12).*

* **Finden** Sie heraus, welche anderen Nahrungsergänzungen Sie brauchen. Nehmen Sie keine Megadosierungen an Kalzium zu sich. Kalzium ist notwendig für das Knochenwachstum und die Erhaltung der Knochen. Forschungen haben gezeigt, daß der Körper für die optimale Knochengesundheit zusätzliche Nährstoffe braucht wie die B Vitamine, Vitamin C und D, Phosphor, Magnesium und Zink. Wenn man das richtige Gleichgewicht nicht erreicht, ist dies eine kostspielige und möglicherweise gefährliche Zeitverschwendung.

Dr. Abrahams empfiehlt, täglich nicht mehr als 500 mg Kalzium zu sich zu nehmen, da große Mengen an Kalzium im Körper das Risiko erhöhen können, daß sie Nierensteine bekommen. Lassen Sie sich von einem Ernährungsberater in Bezug auf Nahrungsergänzungen beraten. Lassen Sie auch Ihre Verdauungsfunktion überprüfen, da zuwenig Magensäure ebenfalls dafür verantwortlich sein kann.

Wenn Sie zuwenig Magensäure haben, nehmen sie Ergänzungspräparate mit Pepsin, welche die Magensäureproduktion normalisieren und so die Absorption der Nahrung und der Ergänzungspräparte sehr verbessern wird. Lassen Sie untersuchen, ob Sie genügend Bor haben. Es gibt Beweise dafür, daß dieses Mineral den Kalziumverlust und eine Knochendemineralisation verhindert. Es trägt auch dazu bei, Cholesterin in Vitamin D3 umzuwandeln, welches für die Kalziumabsorption notwendig ist. Eine Studie entdeckte, daß Borergänzungspräparate die Werte von Östradiol im Blut so sehr erhöhte, daß sie denen von Frauen glichen, die kleine Mengen einer Hormonersatztherapie zu sich nahmen *(J Trace Ele Exper Med, 1990; 3: 45-54).* Hohe Borwerte haben jedoch bei Ratten die Fruchtbarkeit beeinträchtigt und es sind weitere Forschungen nötig, um die Wirkung von Bor auf den Menschen zu untersuchen. Eine kleine Menge Bor (3mg) als Nahrungsergänzung könnte Männern und Frauen mit Osteoporose helfen.

Stellen Sie sicher, daß Ihre Werte essentieller Fettsäuren hoch sind. Man hat festgestellt, daß zwei essentielle Fettsäuren, die Gamma-Linolensäure (GLA) und die Eikosanoide (EPA) das Kalziumgleichgewicht und den Anteil von Kalzium in den Knochen verbessert haben *(Neunter Int. Congress on Prosta, Florenz vom vierten bis neunten Juni 1994).*

Hören Sie auf zu rauchen. Rauchen kann zu Osteoporose beitragen. Mindestens 13 Studien haben folgendes dargelegt: Wenn Sie aufhören zu rauchen, verringert sich das Risiko, Brüche wegen einer Osteoporose zu bekommen *(BMJ; 1991; 303: 453-59)*. Eine Studie zeigte, daß sich das Risiko eines Hüftbruchs um 25% verringert, wenn man aufhört zu rauchen *(BMJK vom fünften Dezember 1992)*.

Trinken Sie nur in Maßen Alkohol. Hoher Alkoholverzehr erhöht das Osteoporoserisiko, indem er die Knochenbildung beeinträchtigt. Obwohl sich die Knochenbildung nach zwei Wochen der Alkoholabstinenz wieder normalisieren kann *(Am J Med, 1992; 93: 642-50)*.

Vermeiden sie eine Langzeiteinnahme von Steroiden, denn die ist nämlich eine häufige Ursache von Osteoporose. Eine Studie entdeckte bei Asthmatikern ein 42prozentiges Vorkommen von Wirbelsäulen- und Rippenbrüchen *(N Eng J Med, 1983; 309; 265-68)*.

Kochen Sie nicht mit Aluminium. Aluminium kann die Nebenschilddrüse hemmen, was dann ebenfalls zu Osteoporose führt *(Spec Top Endo Metab; 1983; 5: 201-26)*. Benutzen Sie außerdem nicht unnötigerweise Thyroxin, denn es herrscht eine große Besorgnis darüber, ob dies in prä- und postmenopausalen Frauen dazu beitragen kann, Osteoporose herbeizuführen *(Lancet, vom ersten Dezember 1990)*.

6

Wie Sie die Menopause ohne Medikamente behandeln können

Wenn Sie sich dazu entscheiden, daß Sie die Risiken einer Hormonersatztherapie nicht eingehen wollen, nur um ein paar Hitzewallungen loszuwerden, gibt es viele Alternativen dazu. Ernährungsexperten wie Dr. Grant sagen, daß die Art von Menopause die Sie erleben, ihren Ernährungszustand reflektiert genauso wie eine morgendliche Übelkeit oder das prämenstruelle Syndrom.

Sie müssen feststellen, ob sie Allergien oder ernährungsbedingte Mängel haben (nachdem sie entsprechende Tests gemacht haben, die ihre Mineralienwerte messen) und diese Mängel in Ordnung bringen. Dazu gehören auch etwaige unterschwellige Genitalerkrankungen. Wenn Sie das alles geregelt haben, werden sie ihre Menopause mit wenigen oder gar keinen Symptomen erleben.

Wenn sie den Wunsch haben, einen natürlicheren Zugang auszuprobieren, aber schon ein paar Jahre lang eine Hormonersatherapie gemacht haben, dann müssen sie die Hormone allmählich absetzen, vorzugsweise über eine Periode von sechs Monaten. Sie könnten folgendes ausprobieren: Lassen Sie jeden Monat eine andere Pille weg, denn so geben Sie ihrem Körper Zeit, sich auf die veränderten Hormonwerte einzustellen. Sie brauchen dann keine Angst zu haben, daß unangenehme Symptome wie Hitzewallungen mit großer Heftigkeit zurückkehren.

Sie müssen sich bewußtmachen, daß es oftmals nicht die Symptome selbst sind, sondern die kulturellen Vorschriften, die besagen, daß wir die Symptome verdecken oder ganz verleugnen müssen. Wenn man versucht die unleugbare Tatsache der Menopause zu verleugnen, kann das natürlich Streß verursachen. Der Streß kann wiederum verändern, wie wir Schmerzen wahrnehmen, kann Angstgefühle verstärken und unser Selbstbewußtsein aushöhlen.

Es gibt genug Beweise, die belegen, daß die Hauptstreßfaktoren im Leben von Frauen in der Menopause meistens von der Familie oder anderen Faktoren verursacht werden und nicht von der Menopause. Diese äußern sich dann in Depressionen und unvorhersagbaren Stimmungsschwankungen *(Arch Gen Psychi, 1994: 959)*. Zum Beispiel sorgen 25% der Frauen in den Jahren der Menopause für ältere Verwandte, was sicherlich sehr streßig sein kann *(Am J Epidemiol, 1987; 125: 110)*.

Die Selbsthilfetechniken in diesem Abschnitt könnten Ihnen nicht nur helfen mit einigen Symptomen zurechtzukommen, die Frauen erleben, die durch die Menopause gehen, sondern können auch dazu beitragen, daß Sie sich auf den Prozeß der Menopause konzentrieren und ihn in Ihr Leben integrieren können.

Hitzewallungen und Schwitzen

Fast 80% aller Frauen erleben während der Menopause Hitzewallungen und nächtliches Schwitzen. Hitzewallungen führen normalerweise zu heftigen Schweißausbrüchen, vor allem auf dem Kopf und am Hals. Manche haben diese Symptome einige Monate, andere einige Jahre lang und manche Frauen haben diese Symptome ein Jahrzehnt lang oder länger, wenn auch selten. Es kann sein, daß Sie nachts Ihre Decke von sich werfen und die Laken schweißdurchtränkt sind, und im nächsten Moment frieren sie und brauchen noch mehr Decken. Wenn Sie zweimal täglich 400 IU Vitamin E in der Form von D Alpha-tocopherol zu sich nehmen, kann Ihnen das sehr helfen. Sie sollten auf Zucker, Koffein und Alkohol verzichten und scharfe, gewürzte Speisen vermeiden. Wie immer ist eine fettarme Ernährung, die reich an komplexen Kohlenhydraten ist, zu bevorzugen.

Die Kräuterexpertin Kitty Campion empfiehlt Salbei um das nächtliche Schwitzen zu lindern. Sie können es als drei Tropfen essentiellen Salbeiöls, zusammen mit Honig, in einem Glas heißem Wasser vor dem Schlafengehen einnehmen, oder sie können dreimal am Tag fünfzehn Tropfen Salbeitinktur zu sich nehmen.

Dr. Patrick Kingsley hat mit dem homöopathischen Mittel Lachesis (30c Potenz) Erfolg gehabt. Man nimmt es ein paar Tage lang viermal am Tag und reduziert dann auf einmal am Tag vor dem Schlafengehen. Es wird eine Hitzewallung sofort abwenden wie er sagt. Ein weiteres homöopathisches Heilmittel gegen Hitzewallungen ist Silbernitrat - 30c (Höllenstein). Auch Bioflavonoide (1000-2000mg am Tag) scheinen dabei zu helfen sowie die Aminosäure Alanin.

Veränderungen in der Scheide und eine schwächere Libido

Obwohl es stimmt, daß manche Frauen unter einer dünneren Haut der Scheide und unter einer Scheidentrockenheit leiden, und deshalb beim Geschlechtsverkehr Schmerzen bzw. unangenehme Empfindungen haben, kann man unmöglich vorhersagen, wer unter diesen Symptomen leiden wird bzw. wer nicht.

Dazu kommt, daß diese Beschwerden nicht unausweichlich sind und sehr subjektiv erfahren werden können. Einige Frauen haben nach der Menopause Scheidenwände, die völlig normal aussehen, und klagen dennoch über Trockenheit; andere haben eindeutig dünnere Scheidenwände und überhaupt keine Symptome. Ein vermehrter Ausfluß ist eine andere Nebenwirkung verdünnter Scheidenwände.

Normalerweise hat die Scheidenwand sechs Schichten und die obere Schicht wird ständig erneuert. Harmlose Bakterien in der Scheide unterstützen die Zersetzung des Gewebezerfallsmaterials. Während dieses Prozesses produzieren sie Milchsäure, die die Scheide vor schädlichen Bakterien schützt.

Während der Menopause verändert sich die Scheide in dramatischer Weise. Die Scheidenwände werden dünner, trocknen aus und sind somit weniger in der Lage schädliche Bakterien abzuwehren. Darum haben Frauen während und nach der Menopause häufiger einen unangenehmen Ausfluß. Synthetische Cremes mit Hormonen sind jedoch keine Lösung. Solche Cremes werden leicht in den Blutstrom aufgenommen und richten dort Unheil an. Es scheint sowieso nicht der Mangel an Östrogen zu sein, welcher die Trockenheit verursacht, sondern eine zu geringe sexuelle Stimulierung.

Vitamin E- Ergänzungspräparate

Nahrungsmittel, die viel Vitamin E enthalten, können dazu beitragen, die Gleitfähigkeit der Scheide zu fördern. Bei manchen Frauen ist nur ein Gleitmittel während des Geschlechtsverkehrs nötig, um der Scheidentrockenheit entgegenzuwirken. Speichel, eine Mixtur aus Ulmen- und Weizenkeimöl in einer Basis von Kokosnußöl können alle erfolgreich verwendet werden. Marylyn Glenville empfiehlt sechs Wochen lang eine Vitamin E Kapsel in die Scheide einzuführen, und dies je nach Bedarf zu wiederholen. Der beste Weg, die Vagina funktionsfähig zu erhalten, scheint der zu sein, sie ständig zu benutzen, entweder durch Masturbation oder Geschlechtsverkehr. So erhöht sich der Blutfluß in der Scheide und sie bleibt gesund.

Während der Menopause produzieren die Eierstöcke weniger Hormone, auch weniger Androgene, also die Hormone, die mit einer sexuellen Erregung und einem Gefühl des Wohlbefindens im Zusammenhang stehen. Da die Eierstöcke bei menopausalen Frauen weniger Androgene produzieren, nimmt man an, daß dies ein Grund dafür ist, warum die Libido bei einigen, jedoch nicht bei allen Frauen in der Menopause abnimmt.

Studien über die Sexualität von menopausalen Frauen berücksichtigen selten die Lebensumstände dieser Frauen. Es scheint so, als ob über 50% der Frauen in dieser Zeit keine Veränderungen in ihrem Sexualtrieb erfahren, und weniger als 20% berichten von einem bedeutsamen Rückgang ihrer Lust *(Mature Health, 1987, Jan-Feb: 12-15)*. Masters und Johnson haben aufgezeigt, daß zwischen Sexualtrieb und Östroegenwerten kein Zusammenhang besteht, also sollte der Sexualtrieb nicht automatisch in der Menopause zurückgehen *(Sexual Human Response, Boston: Little Brown & Co, 1996: 117, 238)*.

Frauen, deren Sexualtrieb zurückgeht, mögen andere Probleme haben, die verhindern, daß sie Sex genießen oder dazu führt, daß sie weniger sexuelle Lust empfindet. Wir wissen zum Beispiel, daß das Bedürfnis des Mannes nach Sex auch mit zunehmendem Alter nachläßt. Es ist also möglich, daß der Partner einer Frau ebenfalls Potenzstörungen hat. Das liegt entweder an seiner eigenen emotionalen Reaktion auf das Altern oder an einer Anzahl Medikamente, die er einnimmt, wie zum Beispiel gegen Herzkrankheiten.

Unter diesen Umständen kann Sex zu einer lästigen Pflicht werden. Es kann auch so sein, daß eine Frau Sex unter dem Aspekt hatte, daß Sex die Ehe und somit auch die Familie zusammenhält, und daß es für sie dann ziemlich sinnlos erscheint, Sex zu haben, sobald die Kinder aus dem Haus sind. In diesen Fällen ist es das Leben der betreffenden Frau und nicht der Körper, der eine "gute Medizin" braucht.

Wenn Sie in der Menopause Schwierigkeiten haben, ist es sinnvoll, wenn Ihr Arzt überprüft, ob Ihre Schilddrüse normal arbeitet. Ernährungspionier Dr. Stephan Davies empfiehlt, hohe Dosen Pantothensäure und Vitamin C zu sich zu nehmen. Beide Substanzen werden in der Nebenniere stark konzentriert, welches das wichtigste Organ bei der Anpassung des Körpers ist. Lassen Sie sich auch auf Candida albicans und sehr gründlich auf Allergien untersuchen.

Wie Sie sich ein gesundes Herz erhalten

Ärzte haben bisher angenommen, daß das weibliche Hormon Östrogen einigen Schutz vor Herzbeschwerden bietet und dies der Grund sei, warum Frauen weniger Herzanfälle haben als Männer. Deshalb nahm man an, daß die Hormonersatztherapie nach der Menopause einen ähnlichen Schutz biete. Doch eine neue Studie an 651 postmenopausalen Frauen hat diese Annahme widerlegt. Die Studie fand heraus, daß die natürlichen Östrogenwerte einer Frau keinen besonderen Schutz gegen Herzkrankheiten bietet und somit der Anspruch der Hormonersatztherapie wahrscheinlich hinfällig sei, daß sie vor Herzerkrankungen schützt.

Die Forscher erklärten, daß die unterschiedlichen Östrogenwerte in prä- und postmenopausalen Frauen nicht der entscheidende Faktor seien, da die Anzahl der Todesfälle durch Herzschlag im Alter von 50 Jahren, also in der Zeit der Menopause, sich nicht verändere. Sie haben entdeckt, daß die Östrogenwerte sich nach der Menopause sowieso nicht sehr veränderten. Die Studie beobachtete über eine Periode von 19 Jahren hinweg Frauen, die in Rancho Bernardo/Kalifornien lebten. Obwohl natürliche Östrogenwerte bei der Bestimmung von Herzkrankheiten keine Rolle spielten, bestätigten die Forscher frühere Studien, nach denen Östrogen ein Indikator für das Alter und für Diabetes sei. Cholesterinwerte und Blutdruck waren nicht die Hauptfaktoren *(BMJ vom vierten November 1995).*

Der Zusammenhang zwischen Ernährung und einem gesunden Herzen wurde jedoch klar herausgestellt. Allgemein gesagt ist der Schutz vor Herzerkrankungen mehr eine Frage des gesunden Menschenverstandes.

Der Nutzen von Veränderungen bei den Lebensgewohnheiten wird sich wahrscheinlich nicht sofort zeigen. Zum Beispiel kam eine Studie zu dem

Schluß, daß eine Umstellung der Ernährung erst nach vier Jahren den Blutdruck senkt *(J Am Med Assoc vom zweiundzwanzigsten Mai 1996).* Jedoch wird eine Nahrungsumstellung wahrscheinlich keine gefährlichen oder gar tödlichen Nebenwirkungen verursachen. Es könnte aber denjenigen mit einem niedrigen bis durchschnittlichen Herzerkrankungsrisiko für längere Zeit eine höhere Lebensqualität bringen.

Eine abwechslungsreiche, vollwertige Ernährung ist vielleicht der beste Schutz gegen Herzprobleme. Unter anderem zerstören Flavonoide, die in natürlicher Form in Obst und Gemüse und in Getränken wie Tee und Wein vorkommen, die freien Radikale. Eine Studie aus den Niederlanden fand heraus, daß Gruppen, die große Mengen von Nahrungsmitteln verzehren in denen Flavonoide vorkommen, das Risiko senken, einen Herzanfall zu bekommen *(Lancet vom dreiundzwanzigsten Oktober 1993).*

Wenn man nur ein paar Monate lang Knoblauch ißt, kann das die Cholesterinwerte im Körper um bis zu 15% senken und das Herzinfarktrisiko um 30% senken. Knoblauch verdünnt auch das Blut und senkt somit das Thromboserisiko Es hat sich auch gezeigt, daß nur eine halbe Knoblauchzehe die Klebrigkeit im Blut reduziert *(Int J Clin Pharm Ther Tox, 1991; 29: 1515-5).*

Studien haben außerdem ergeben, daß hohe Dosen von Vitamin E, wenn man es über einen langen Zeitraum hinweg einnimmt, genauer gesagt über mindestens 2 Jahre, auch gegen Herzkrankheiten schützen kann. In einer Studie untersuchten Forscher der Harvard Medical School über einen Zeitraum von acht Jahren über 80.000 Frauen zwischen 34 und 59. Sie kamen dabei zu folgendem Schluß: “Bei Frauen mittleren Alters steht der Gebrauch von Vitamin E Ergänzungspräpareten mit einem geringeren Risiko von Herzkrankheiten in Verbindung.”

Schließlich schützt auch Bewegung vor Herzproblemen. Forscher der geriatrischen Abteilung der Universität von Birmingham fanden heraus, daß man gesünder ist, je früher man Sport in seinen Lebensstil integriert. Viel Sport zwischen dem fünfzehnten und fünfundzwanzigsten Lebensjahr bot den meisten Schutz. Dieses Ergebnis war unabhängig von anderen Risikofaktoren, wie soziale Klasse, Rauchen und Alkoholgenuß, das Vorkommen von Herzinfarkten in der Familie, Bluthochdruck oder sogar Ernährung *(BMJ vom vierundzwanzigsten Juli 1996; 143: 860-9).*

Kräuter und andere alternative Heilmittel

Wenn der Ansatz: Allergien ausschalten bzw. die Ernährung umstellen, die menopausalen Symptome nicht beseitigt, gibt es noch einige Kräuterheilmittel, die erprobt und getestet sind.

Das von Experten wie Dr. Harald Geier und Marilyn Glenville bevorzugte Kraut ist Agnus castus (Mönchspfeffer), welches auf die Hirnanhangsdrüse wirkt, um die Körperhormone zu regulieren und den Übergang in die Menopause zu erleichtern. Andere mögliche Kräuter sind die falsche Einhornwurzel und die wilde Yamswurzel. Das Kraut selbst stellt kein Östrogen oder Progesteron her, doch es scheint den Körper bei der Normalisierung zu unterstützen.

Rhabarber und Hopfen enthalten beide östrogenähnliche Substanzen, die menopausale Symptome erleichtern, ohne Gefahren oder Nebenwirkungen. Sojabohnen und Sojaprodukte wie Tofu und Miso scheinen ebenfalle bestimmte Substanzen zu enthalten, die Hormone regulieren. Japanische Frauen, die viel Soja zu sich nehmen, haben auch viel seltener Hitzewallungen und andere menopausalen Symptome.

Eine Studie ergab, daß japanische Frauen, mit ihrer traditionell fettarmen Ernährung, Phytoöstrogenwerte hatten, die bis zu einhundertmal höher waren als die amerikanischer Frauen *(Am J Clin Nutri, 1991; 54: 1093-100).*

Weitere Quellen von Phytoöstrolen sind Anis, Sellerie, Fenchel, Alfalfa, roter Klee und Lakrize. Gemäß unserem WÄINE Berater Harald Geier sind Phytoöstrole schon seit den fünfziger Jahren untersucht worden, also viel länger als Östrogenersatzmedikamente *(Nt J Comp Med, September 1993).* Es liegt schon einige Zeit zurück *(April 1963)*, da hielt Dr. Albert Lehmacher vor dem vierundzwanzigsten Kongress der "Study Group of Empirical Medicine Alliance" eine Rede. In dieser bestätigte er die Ergebnisse des Deutschen medizinischen Journals *(Deut. Med. Zeits. vom Juni 1956),* daß Phytoöstrole nicht so schnell wirken wie konventionelle Hormone, dafür allmählich eine dauerhafte Verbesserung bewirken. Ganz im Gegensatz zu der vorübergehenden Verbesserung durch die Hormonersatztherapie, die zurückgeht, sobald eine Frau das Medikament absetzt.

Zwei Jahrzehnte später untersuchte ein deutscher Arzt namens Gerhard Gerster frühere experimentelle Studien und hatte großen Erfolg mit der Verwendung von Phytoöstrolen *(J Applied Med Phytother, 1981, 111(8): 1-8)*. "Wie jedes andere konventionelle Medikament", sagt der Kolumnist H. Geier, "unterliegt dieses Produkt, welches von der deutschen Pharmagesellschaft Chemisch-pharmazeutische Fabrik Göppingen hergestellt wird, der Kontrolle durch die Regierung." Gemäß dem deutschen Verband der Pharmazeutischen Industrie gibt es keine bekannten Nebenwirkungen oder Wechselwirkungen mit anderen Medikamenten oder Unverträglichkeiten.

Jede Tablette des Phytoöstrolpräparats, das in Großbritannien verkauft wird, enthält 4 mg Rhabarberextrakt. Wenn man das Medikament in der empfohlenen Dosis einnimmt, 2-4 Tabletten am Tag, sind die Rhabarbermengen, die man zu sich nimmt, nicht gefährlich.

Zur Linderung von leichten menopausalen Symptomen empfiehlt Harald Geier nach dem Frühstück eine Phytoöstrol Tablette mit Wasser einzunehmen und eine nach dem Abendessen. In schweren Fällen sollte die Dosis verdoppelt werden, doch sollte man nach zwei Monaten wieder die niedrigere Dosis nehmen. Die Behandlung sollte mehrere Monate dauern und am besten unter der Aufsicht eines qualifizierten Kräuterexperten stattfinden.

Weitere gute Tips können Sie in Dr. Marilyn Glenvilles Buch "Natural Alternatives to HRT" *(natürliche Alternativen zur Hormonersatztherapie, Kyle Cathie, 1997)* nachlesen.

SENSEI

Der Bestseller

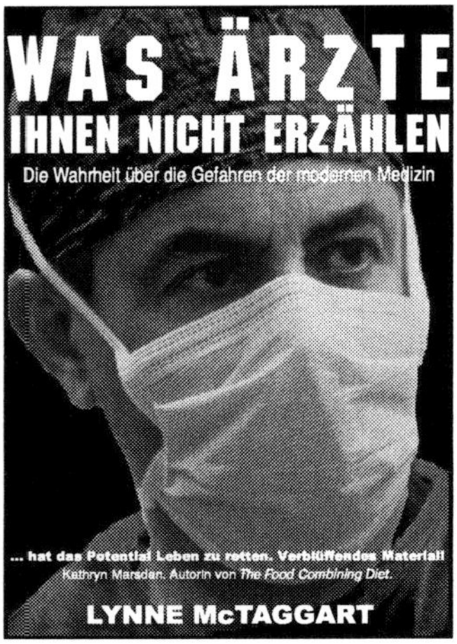

Die schockierende Wahrheit ist, daß es für 80 Prozent der meisten Behandlungen die wir als gegeben annehmen - Cholesterinsenkung, Herzchirurgie, selbst Behandlungen für alltägliche Beschwerden wie Arthritis oder Asthma - keine wissenschaftliche Beweise gibt, daß sie funktionieren bzw. daß sie sicher sind. In vielen Fällen ist die medizinische 'Behandlung" wesentlich schlimmer als die Krankheit.

Wußten Sie, daß:
*** Mammographien unter Umständen mehr zur Verursachung von Krebs beitragen können als zur Identifizierung? * Ein Cholesterinsenkungs-Programm tatsächlich Ihr Sterberisiko erhöhen kann? * Fötale Ultraschalluntersuchungen nicht den geringsten Einfluß auf Ihre Gesundheit oder die Ihres Babys haben? * In vielen Fällen von Prostatakrebs es besser ist, nichts zu tun, im Vergleich zu einem chirurgischen Eingriff?**

Indem Ihnen die wahren Geheimnisse der Medizin gezeigt werden, ist dieses wegbereitende Buch Ihre Versicherung davor, lediglich ein weiterer Fall in der medizinischen Statistik zu werden. Es zeigt Ihnen die allerneuesten, bewiesenen wissenschaftlichen Alternativen für die Diagnose, Prävention oder Behandlung von Krankheiten. Was Ärzte Ihnen nicht erzählen wird Ihre medizinische Bibel werden, die Ihnen helfen wird, die Kontrolle über Ihre eigene Gesundheit zu haben. ISBN Nr. 3-932576-55-1 * 412 Seiten * DM 36,90

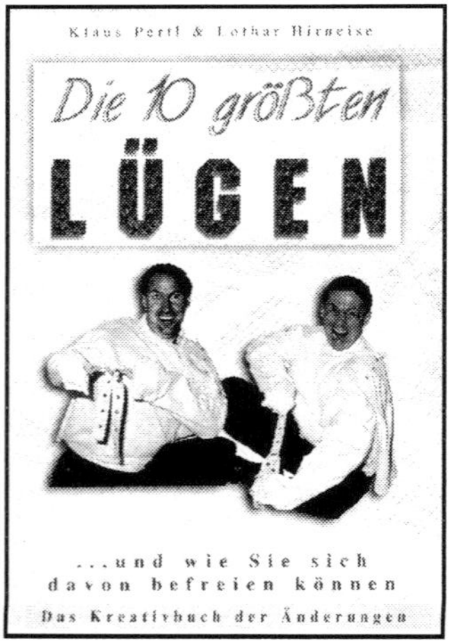

Die
10 größten LÜGEN
und wie Sie sich von Ihnen befreien können!

Die Autoren beweisen ausführlich, warum Änderungen nicht geschehen, obwohl Menschen positiv denken und einen Willen zur Änderung haben. Lernen Sie:
* Wie man seine Ziele zuerst einmal herausfindet und zwar ohne den Einfluß des Partners oder der Eltern * Warum das beliebte Jogging gar nicht so gesund ist wie angenommen * Wie man durch eine geringe Lebensumstellung das Problem Übergewicht in den Griff bekommt * Warum es sich lohnt, 120 Jahre alt zu werden und wie Sie dieses Alter gesund erreichen * Welches körperliche Training frühzeitiges Altern verhindert * Wie man finanzielle Unabhängigkeit auch schon in jungen Jahren erreichen kann * Neueste Kenntnisse zum Thema Fett, Vitamine.....! ISBN Nr. 3-932576-56-X * 368 Seiten * DM 34,90

MENSCHEN GEGEN KREBS E.V.

Alle Menschen haben das Recht zu wissen und zu wählen

Postfach 1205 * 71386 Kernen * Tel: 07151-910217 * Fax: 910218
e-mail: mgk@culs.com * Internet: www.culs.com/krebs.htm

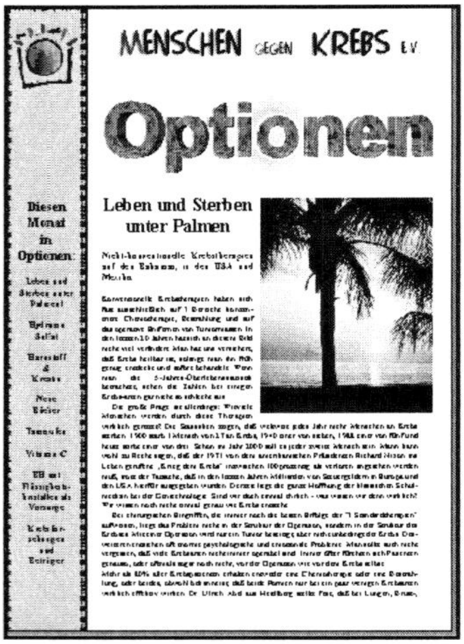

Optionen

Das Magazin, daß Sie über konventionelle und nicht-konventionelle Krebstherapien aufklärt.

Menschen gegen Krebs e.V - Wer sind wir?

Wir klären Betroffene und Interessierte darüber auf, welche nicht-konventionellen, erfolgreichen Krebstherapien es weltweit gibt. Für Mitglieder besteht die Möglichkeit, am **"Nicht-konventionellen Krebs-Informations-Programm"** teilzunehmen, einem Programm, bei dem Ihre Krankengeschichte an verschiedene Krebstherapeuten bzw. Kliniken in den USA, Mexiko, England und an verschiedene Stellen in Deutschland versandt wird. Innerhalb von 8-10 Tagen erhalten Sie dann einen Bericht. In diesem Bericht (ca. 40-80 Seiten) teilen wir Ihnen mit, welche Therapeuten eine Behandlung mit ihrer Therapieform bei Ihrem Krankheitsbild für effektiv halten. Zu jeder dieser Therapieform erhalten Sie detaillierte Informationen, z.B. wer die Therapie wo durchführt und welche Kosten damit verbunden sind. Unser 2monatlich erscheinendes Magazin **Optionen** enthält neueste Nachrichten über Krebs-behandlungen auf der ganzen Welt.

Auf unseren **Krebsbegleitprogramm-**Seminaren informieren wir Sie darüber, wie es andere Menschen erreicht haben, Krebs zu überleben und zu heilen, welche Ernährungsumstellungen sie in welchem Stadium der Erkrankung vorgenommen und wie sie eine Chemotherapie leichter und erfolgreicher überstanden haben, uvm. Mitglieder haben außerdem die Möglichkeit, sich zu einem **Infomeeting** anzumelden, bei dem sie mehr über erfolgreiche Krebstherapien erfahren können. Wir veranstalten auch mehrmals im Jahr **Vorträge** und **Seminare** mit Sprechern aus der ganzen Welt. Desweiteren können Sie bei uns **Bücher** erwerben, die alle das Thema **Krebs und gesundes Leben** behandeln. Und sollten Sie sich dazu entscheiden, sich außerhalb Deutschlands behandeln zu lassen, unterstützen wir Sie bei den Vorbereitungen. Krebs ist heilbar. Werden Sie aktiv und finden Sie heraus, was SIE noch heute gegen Ihren Krebs tun können. Vertrauen Sie Ihrer inneren Stimme, die Ihnen sagt, daß Sie Ihren Krebs besiegen werden.

O Bitte, senden Sie mir Infos über Ihren Verein und eine Probeexemplar von Optionen (DM 4,- in Briefmarken liegen anbei.)

Name____________________ Vorname______________________________

Straße__________________________ PLZ/Ort________________________